Pharmakologie und klinische Pharmakologie von Hydergin®

Mitarbeiter
W. H. Aellig · B. Berde · Th. Bucher · D. Chu
B. J. Clark · E. B. van Deusen · H. Eckert
A. Fanchamps · E. Flückiger · J. Grauwiler
R. W. Griffith · D. Hauser · Ch. Hodel · J. R. Kiechel
K. H. Leist · D. M. Loew · B. Matter
W. Meier-Ruge · E. Müller-Schweinitzer
T. J. Petcher · E. del Pozo · B. P. Richardson
J. Rosenthaler · J. Rutschmann · K. Saameli
R. Salzmann · H. O. Schild · R. Schmidt
E. Schreier · P. A. Stadler · E. Stürmer · R. D. Venn
H. Wagner · H. P. Weber · H. Weidmann

Herausgeber
B. Berde und H. O. Schild

Redaktion
C. Weil

Springer-Verlag
Berlin · Heidelberg · New York 1980

B. BERDE, Leiter der Forschung und Entwicklung, Pharma-
zeutisches Departement, Sandoz A.G., CH-4002 Basel,
Schweiz; Honorarprofessor an der Medizinischen Fakultät
der Universität Bonn, Bundesrepublik Deutschland

H. O. SCHILD, Emeritus Professor of Pharmacology at the
University of London, University College London, London
WC 1, Great Britain

ISBN-13: 978-3-540-10368-4   e-ISBN-13: 978-3-642-47481-1
DOI: 10.1007/978-3-642-47481-1

Überarbeitetes Material aus
Handbook of Experimental Pharmacology, Vol. 49
Ergot Alkaloids and Related Compounds
Berde, B., Schild, H.O. (eds.)
Berlin, Heidelberg, New York: Springer 1978

Übersetzt von Prof. Dr. U. Mittmann, Heidelberg

Nicht im Verkauf. Vertrieb nur durch
SANDOZ A.G.

Vorwort

Die natürlichen Secalealkaloide und ihre Abkömmlinge bilden eine große Gruppe von Stoffen, deren unterschiedliche Wirkungen in der Klinik leichter zu beobachten als auf der Basis ihrer komplizierten pharmakologischen Eigenschaften zu erklären sind. Einer der Gründe dafür ist, daß alle Secaleverbindungen auf verschiedene Rezeptorsysteme wirken, so daß ein einfacher Mechanismus – auch bei den Verbindungen mit einer relativ hohen Spezifität für ein System – nicht alle biologischen Wirkungen erklären kann. Hinzu kommt, daß jedes Rezeptorsystem eine ganze Anzahl verschiedener Regulationsvorgänge in unterschiedlichen Organen oder sogar in verschiedenen Regionen innerhalb derselben Organe steuert.

Die Angriffspunkte der Secalealkaloide sind peripher und zentral. Sie beeinflussen einerseits den Uterus und die Blutgefäße und haben andererseits zentrale Effekte, die sich auf bestimmte zentral nervöse Störungen, welche beim Altern auftreten, positiv auswirken.

Die vielfältigen pharmakodynamischen Effekte der verschiedenen Secalealkaloide sind erstmals im „Handbuch der experimentellen Pharmakologie", Band 49*, ausführlich dargestellt worden. Dieses Werk wird von Lesern, die sich nur für eine Substanz interessieren, als zu umfassend angesehen. Daher erschien es zweckmäßig, die wichtigsten Angaben über einzelne Wirkstoffe herauszuziehen und in Kurzform in deutscher Übersetzung zu veröffentlichen. Dihydroergotoxin (Hydergin) wurde zum Thema des vorliegenden Kompendiums gewählt, da diese Substanz seit Jahrzehnten von besonderem klinischen Interesse ist.

Dr. med. C. WEIL

---

* Ergot Alkaloids and Related Compounds, Berde, B., Schild, H. O. (Hrsg.). Berlin, Heidelberg, New York: Springer-Verlag 1978

Inhaltsverzeichnis

Einleitung und Grundlageninformation

Es gibt nur wenige chemische Gruppen mit Verbindungen, die so unterschiedliche Wirkungen haben wie Secalealkaloide und ihre Abkömmlinge. Sie werden daher gern als wahre Fundgrube für Medikamente bezeichnet. Die vorliegende Übersicht beschäftigt sich jedoch vorwiegend mit Dihydroergotoxinmesylat (Co-Dergocrinmesylat, BAN; Hydergin) und hier wiederum hauptsächlich mit seiner Pharmakologie. Angaben über andere Secalealkaloide sind nur insoweit enthalten als sie eine unmittelbare Beziehung zum Dihydroergotoxinmesylat haben.

Die Chemie und Pharmakologie der Secalealkaloide i. allg. ist kürzlich umfassend an anderer Stelle dargestellt worden [24]. Im folgenden werden einige Grundlageninformationen gegeben, um das Verständnis der anschließenden Kapitel zu erleichtern.

Bei den natürlich vorkommenden Secalealkaloiden ist der Ergolinanteil (Abb. 1) am Stickstoffatom in Stellung 6 methyliert. Er trägt ein weiteres C-Atom in Stellung 8. Weiterhin ist in den meisten Fällen eine Doppelbindung in Stellung 8–9 oder 9–10 vorhanden, und die entsprechenden Verbindungen werden 8-Ergolene oder 9-Ergolene genannt. Jede hat 2 asymmetrische Zentren (in Stellung 5 und 10 bzw. 5 und 8), so daß eine Stereoisomerie entsteht. Wenn die Doppelbin-

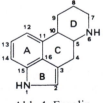

Abb. 1. Ergolin

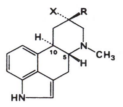

z. B. d-Dihydrolysergsäure
X = H, R = COOH

Abb. 2. Grundstrukturformel der Dihydro-Secaleabkömmlinge

dung der 9-Ergolenalkaloide hydriert wird, wie bei einer Reihe von medizinisch wichtigen Verbindungen, bildet sich ein neues asymmetrisches Zentrum in Stellung 10, so daß 2 stereochemische Reihen von Derivaten entstehen können. Von diesen hydrierten Derivaten sind nur die 5,10-*trans*-Verbindungen der Grundformel (Abb. 2) biologisch bedeutsam.

Während R (in Stellung 8, Abb. 1) bei den Clavin-Alkaloiden eine Methyl- oder Hydroxymethylgruppe ist, bei den Lysergsäuren eine Carboxylgruppe und bei den einfachen Lysergsäureamiden eine Carboxamidgruppe, ist der Lysergsäureanteil bei den Peptidalkaloiden an ein trizyklisches Tripeptid gebunden (Abb. 3).

Die 9,10 Dihydroderivate der 4 Peptidalkaloide der Ergotoxingruppe können aus den natürlichen Alkaloiden durch katalytische Hydrierung gewonnen oder durch Totalsynthese aufgebaut werden. Die 4 Abkömmlinge sind Dihydroergocornin, Dihydroergocristin, Dihydro-α-Ergokryptin und Dihydro-β-Ergokryptin (Abb. 4), von denen die Methansulfonate (oder Mesylate) in ihrem natürlichen Verhältnis von 3:3:2:1 therapeutisch unter dem Handelsnamen Hydergin (Dihydroergotoxinmesylat; Co-Dergocrinmesylat, BAN) eingesetzt werden.

Viele Secaleverbindungen haben ein breites pharmakologisches Wirkungsspektrum, und es gibt keinen Anhalt dafür, daß die unterschiedlichen Wirkungen durch einen „Basismechanismus" auf zellulärer oder molekularer Ebene erklärt werden können. In Tabelle 1 sind die Wirkungen von 7 Seca-

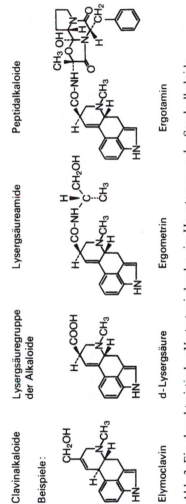

Clavinalkaloide   Lysergsäuregruppe   Lysergsäureamide   Peptidalkaloide
der Alkaloide

Beispiele:

Elymoclavin   d-Lysergsäure   Ergometrin   Ergotamin

Abb. 3. Ein charakteristischer Vertreter jeder der vier Hauptgruppen der Secalealkaloide

3

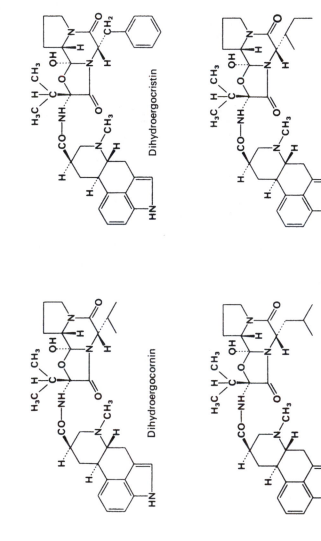

Abb. 4. Chemische Struktur der vier dihydrierten Secale-Peptidderivate, die in der Methansulfonatform (Mesylat) zusammen das Dihydroergotoxinmesylat ergeben.

4

Tabelle 1. Wirksamkeitsprofil einiger Secaleverbindungen [25]. Die relative Wirksamkeit von 7 Verbindungen auf 10 biologische Parameter ist aufgetragen, wobei die Wirksamkeit der wirksamsten Verbindung in jedem Test willkürlich gleich 1000 gesetzt wurde

Parameter	Substanz							
	Ergot-amin	Bromo-criptin	Dihydro-ergotamin	Dihydro-ergotoxin-mesylat	Methyl-ergo-metrin	Me-thyser-gid	LSD	Max. / Min. Relation
α-Rezeptorblockade bei der isolierten Meerschweinchen-samenblase	50	230	350	1000	< 0,4	< 0,4	1	> 2500
5-HT-Rezeptorblockade beim isolierten Rattenuterus	10	3	40	10	250	1000	250	330
Pressorische Wirkung bei der dezerebrierten Katze, i.v.	1000	< 10	120	30	< 10	30	10	> 100
Uterotonische Wirkung beim Kaninchen in situ, i.v.	500	Hem-mung v. Me-Ergo-metrin	Hemmung von Me-Ergo-metrin	Hemmung von Me-Ergo-metrin	1000	40	670	> 1000
Hemmung der Fertilität bei Ratten, s.c.	50	1000	< 40	70	< 80	< 40	< 40	> 25

Tabelle 1 (Fortsetzung)

Parameter	Substanz							
	Ergot-amin	Bromo-criptin	Dihydro-ergotamin	Dihydro-ergotoxin-mesylat	Methyl-ergo-metrin	Me-thyser-gid	LSD	Max./Min. Relation
Einfluß auf die Körper-temperatur, Kaninchen, i.v.	+ 3	+ 2,5	–	–	+ 14	+ 0,2	+ 1000	> 5000
Emetische Wirkung beim Hund, i.v.	1000	410	85	540	210	<1	<3	> 1000
Dopaminerg. Stereotypien bei Ratten, i.p.	<1	630	<1	<1	310	<1	1000	> 1000
Kontralaterale Drehung bei Ratten mit 6-OHDA-Läsion, s.c.	<1	1000	<1	10	400	<1	730	> 1000
Hemmung der NA-stimulierten cAMP-Synthese in Hirn-rindenschnitten der Ratte in vitro	400	190	240	1000	2,5	5	60	400

lealkaloiden auf 10 biologische Parameter dargestellt. Diese gemittelten Daten stammen von Meßwerten, die über viele Jahre bei verschiedenen Spezies erhoben wurden. Der weite therapeutische Anwendungsbereich der Secalealkaloide und verwandter Substanzen spiegelt ihre chemische und pharmakologische Vielfalt wieder. Wie aus Tabelle 1 ersichtlich, ist Dihydroergotoxinmesylat die wirksamste aufgeführte Substanz bezüglich seiner α-Rezeptoren blockierenden Wirkung auf die isolierte Meerschweinchensamenblase (ED_{50} 0,7 ng/ml) und bezüglich seiner Wirkung auf die Hirnrinde der Ratte in vitro (ED_{50} 5,8 ng/ml). Abgesehen von seinem emetischen Effekt nach i.v. Applikation beim Hund kann man Dihydroergotoxinmesylat als praktisch unwirksam hinsichtlich aller anderen aufgeführten Kriterien ansehen.

Die therapeutischen Anwendungsmöglichkeiten der Secalealkaloide sind zahlreich und umfassen Krankheitsbilder wie Migräne und andere vaskulär bedingte Kopfschmerzen, Uterusatonie, orthostatische Kreislaufstörungen, hyperprolaktinämiebedingte Unfruchtbarkeit und besonders beim Dihydroergotoxinmesylat die Zerebralinsuffizienz.

Der Ausdruck „Zerebralinsuffizienz" bezeichnet die vielen Aspekte der Beeinträchtigung von geistigen und Verhaltensfähigkeiten im Alterungsprozeß. Dihydroergotoxinmesylat (Hydergin) ist das therapeutisch am häufigsten verwandte Präparat zur Behandlung dieses Syndroms und bezeichnenderweise wurde für dieses Secalepräparat eine moderne klinische Untersuchungsmethodik entwickelt.

Wegen der zahlreichen pharmakologischen Wirkungen der Secalealkaloide ist jedoch die Beziehung zwischen pharmakologischem Effekt und therapeutischer Wirksamkeit nicht immer klar. Das trifft auch auf Dihydroergotoxin bei der Zerebralinsuffizienz zu. Sein Wirkungsmechanismus ist beim Menschen nicht vollständig geklärt und es ist nicht bekannt, welche im Tierexperiment meßbaren pharmakologischen Wirkungen für seine klinische Wirksamkeit von Bedeutung sind. Es besteht ein Anhalt dafür, daß rezeptorvermittelte Wirkungen, die zyklisches Adenosinmonophosphat (cAMP) und andere metabolische Parameter einbeziehen, von primärer Bedeutung sind und nicht der Einfluß auf die Hirndurchblutung. Eine ganze Anzahl von Untersuchungen spricht dafür, daß Dihydroergotoxin mindestens 3 zerebrale Rezeptortypen beeinflussen kann. In vitro sind adrenerge Rezeptoren der Hirnrinde an der Hemmung noradrenalinstimulierter Adenylatcyclase beteiligt. In der pontinen Formatio reticularis von Katzen ist eine serotoninerge Struktur an der Hemmung von reserpininduzierten ponto-geniculooccipitalen Potentialen beteiligt. Und schließlich hat ein dicht beim vierten Ventrikel gelegenes dopaminerges System wahrscheinlich mit der dosisabhängigen Verminderung des antinociceptiven Morphineffekts beim Kaninchen zu tun. Dihydroergotoxin kann in vitro Radioliganden von spezifischen Bindungsstellen für Noradrenalin, Dopamin und Serotonin verdrängen. In-vivo-Befunde legen nahe, daß die Substanz hauptsächlich α-blockierend wirkt, aber ebenso dopaminerge und serotoninerge Rezeptoren stimuliert, wobei die Wirkung nach wiederholter Gabe durch Anreicherung im Gehirn oder durch gesteigerte Empfindlichkeit zentraler Rezeptoren zunimmt [175].

Die meisten dieser experimentellen Parameter können beim Menschen nicht untersucht werden. Elektroencephalographische Untersuchungen (EEG) beim Menschen haben jedoch gezeigt, daß Dihydroergotoxin einen deutlichen Einfluß auf das EEG hat. Die elektrische Hirnaktivität ändert sich kontinuierlich im Lauf des Lebens. Im Alter verlangsamt sich die dominante α-Frequenz. Die langsamen Theta- und Deltafrequenzen nehmen zu und der prozentuale Anteil der α-Aktivität verringert sich. Dihydroergotoxin verschiebt die dominanten α-Frequenzen nachweislich zur „Norm" und erhöht die Energie des α-Bandes.

Auf den folgenden Seiten wird zunächst der Bereich der bekannten pharmakologischen Eigenschaften des Dihydroergotoxin aufgezeigt. Anschließend folgt eine ausführliche Betrachtung seiner klinisch-pharmakologischen und therapeutischen Aspekte bei der Behandlung der Zerebralinsuffizienz. Kurze Zusammenfassungen der biopharmazeutischen und toxikologischen Befunde werden hinzugefügt.

Grundlegende Pharmakologische Eigenschaften

Man muß annehmen, daß nicht nur inhibitorische, sondern auch stimulierende Eigenschaften verschiedener Secalealkaloide durch eine Wirkung auf jene spezifischen Zellbestandteile zustandekommen, die man Rezeptoren nennt. Eine charakteristische Eigenschaft von Rezeptoren ist ihre Spezifität. Das bedeutet, daß strukturell unterschiedliche Moleküle von Pharmaka auf strukturspezifische Rezeptoren einwirken. Regionale Unterschiede in der Umgebung eines Rezeptors, z. B. zusätzliche Bindungsstellen, mögen zu dem weiten Spektrum pharmakologischer Eigenschaften innerhalb der Gruppe der Secalealkaloide beitragen.

Es gibt eine spezifische Beziehung zwischen dem Ergolin, das ein wesentlicher Bestandteil aller Secalealkaloide ist, und den biogenen Aminen Noradrenalin, Dopamin und Serotonin (5-HT) (Abb. 5), die man als strukturelle Bruchstücke des Ergolingerüstes ansehen kann. Dementsprechend haben Secalealkaloide nachweislich eine Affinität zu den spezifischen Rezeptoren dieser drei biogenen Amine. Die kleinen Amidderivate (z. B. d-LSD, Ergometrin) verfügen über eine hohe Affinität zu 5-HT und Dopaminrezeptoren, während eine zusätzliche Affinität zu den postsynaptischen α-Rezeptoren eine charakteristische Eigenschaft der größeren Peptidalkaloide zu sein scheint. Daher wird vermutet, daß zusätzliche Bindungsstellen in der Umgebung eines α-Rezeptors für dieses Phänomen verantwortlich sind. Daraus folgt, daß geringe chemische Modifikationen zu wesentlichen Veränderungen des pharmakologischen Spektrums einer Secaleverbindung führen können [204]. Durch Sättigung der Doppelbindung in Position 9–10 erhält man dihydrierte Secalealkaloide wie Dihydroergotoxinmesylat mit seinen Komponenten oder Dihy-

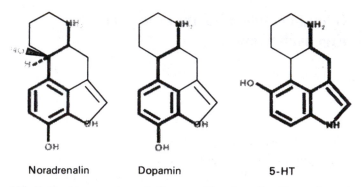

| Noradrenalin | Dopamin | 5-HT |

Abb. 5. Strukturgemeinsamkeiten von Noradrenalin, Dopamin und 5-HT mit dem Ergolinanteil

droergotamin, die über eine geringer stimulierende aber stärker blockierende Wirkung auf α-Rezeptoren (Tabelle 2) im Vergleich mit den entsprechenden natürlichen Derivaten verfügen.

I. Wirkungen auf adrenerge Rezeptoren

Antagonistische Effekte auf postsynaptische α-Rezeptoren

Die Eigenschaft der Secalealkaloide, α-Rezeptoren zu blokkieren, wurde erstmals von DALE [63] nachgewiesen, dessen Arbeiten darüber hinaus zeigten, daß die blockierende Eigenschaft der Secaleverbindungen die inhibitorische Wirkung von Adrenalin auf die glatte Darmmuskulatur ebensowenig berührte wie die stimulierende Wirkung auf das Herz. Diese Beobachtung ließ AHLQUISTS [3] spätere Unterteilung in α- und β-Rezeptoren voraussehen. Wie bereits vorher erwähnt (siehe Tabelle 1), hat Dihydroergotoxin bei der isolierten Meerschweinchensamenblase einen ausgeprägten antagonistischen Effekt auf die Adrenalinwirkung an α-adrenergen Rezeptoren. Tabelle 2 [245] zeigt die α-blockierenden Eigen-

Tabelle 2. Relativwerte des Adrenalinantagonismus der natürlichen und dihydrierten Secalealkaloide an isolierten Organen [245]

Isolierter Kaninchenuterus				Isolierte Meerschweinchensamenblase			
Natürlich		Dihydriert		Natürlich		Dihydriert	
Ergocornin	0,5	Dihydroergosin	2,0	*Ergotamin*	1	Dihydroergosin	6
Ergotamin	1,0	Dihydroergotamin	2,25	Ergosin	1	Dihydroergotamin	7
Ergosin	1,0	Dihydroergocornin	2,5	Ergocornin	2	Dihydrocornin	25
Ergocristin	1,0	Dihydroergocristin	3,5	Ergocristin	4	Dihydroergocristin	35
Ergokryptin	1,5	Dihydroergokryptin	5,0	Ergokryptin	4	Dihydroergokryptin	35

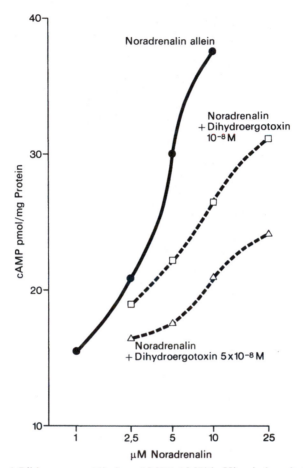

Abb. 6. Bildung von zyklischem AMP (cAMP) in Hirnrindenschnitten der Ratte. Gewebe in Ringerlösung inkubiert (45 min, 37 °C), Zugabe von Dihydroergotoxinmesylat (15 min) und anschließend Noradrenalin (8 min). Mittelwerte von 2 Versuchen [183]

schaften der Komponenten des Dihydroergotoxins im Vergleich mit anderen dihydrierten und natürlichen Secalealkaloiden auf zwei isolierte Organpräparate. Diese Ergebnisse werden durch die Beobachtung bestätigt, daß Dihydroergo-

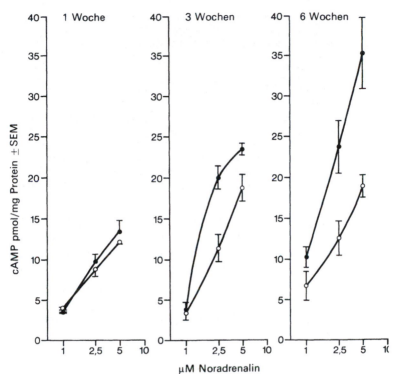

Abb. 7. Anreicherung von Dihydroergotoxinmesylat im Rattenhirn nach oraler Gabe von 3 mg/kg pro Tag über 1, 3 und 6 Wochen (○——○). Durch Hemmung der noradrenalinstimulierten cAMP-Bildung im Vergleich zur Kontrolle (●——●) wurde auf den Gehalt an Dihydroergotoxinmesylat geschlossen. Mittelwerte aus vier Versuchen [183]

kryptin ebenso wie Ergotamin und Dihydroergotamin antagonistisch zum α-adrenergen inhibitorischen Effekt des Adrenalins auf den isolierten Kaninchendarm wirkt [245].

Darüber hinaus wurde am Präparat der Rattenhirnrinde gezeigt, daß Dihydroergotoxin antagonistisch zum stimulierenden Noradrenalineffekt auf das zyklische Adenosinmonophosphat (cAMP) wirkt. (Abb. 6) [183]. Der Noradrenalinantagonismus wurde bei sehr niedrigen Dihydroergotoxin-Konzentrationen von 10^{-8} und 5×10^{-8} M nachgewiesen, so

13

Tabelle 3. α-Blockierende Wirkung der Secalealkaloide am isolierten Präparat in vitro und in situ (Abkürzungen der Agonisten: A = Adrenalin, NA = Noradrenalin, PH = Phenylephrin)

Präparat, Spezies	Pharmakologische Wirkungen
Metacarpalvene – Rind [90]	Dihydroergocristin hemmte die NA-Wirkung mit einer ED_{50} von 8,5 ng/ml
Perfund. Hinterlauf – Hund [21, 22, 24]	Die NA-induzierte Zunahme des Gefäßwiderstandes wurde durch Ergotamin, Ergostin, Dihydroergotamin, Dihydroergostin, Dihydroergocristin und 5'-Methylergoalanin gehemmt. Nur eine geringe Hemmung des NA-induzierten Widerstandes zeigten 1-Methylergotamin, 1-Methylergostin, 1-Methyldihydroergocristin und LSD-25
Aortenstreifen – Kaninchen [24, 90]	Dihydroergotamin hemmte die Reaktion auf A und NA mit K_I-Werten zwischen 5 und 20 nM. Dihydroergocristin war ungefähr 10fach schwächer wirksam. Methysergid $(pA_{2(30\ min)} = 5,3)$ und BOL-148 $(pA_{2(10\ min)} = 6,4)$ waren beim NA-Test signif. schwächer wirksam als Dihydroergotamin
Uterus – Kaninchen [24, 91, 245, 250, 251, 252]	Eine Hemmung der stimulierenden Wirkung des A wurde sowohl für die natürlichen Ergopeptine, Ergotamin, Ergocornin, Ergotoxin, Ergokryptin, Ergocristin, Ergosin, Ergostetrin und Sensibamin als auch für die dihydrierten Secaleverbindungen, Dihydroergotamin, Dihydroergocornin, Dihydroergotoxinmesylat, Dihydroergokryptin, Dihydroergocristin und Dihydroergosin angegeben. Als α-Blocker waren die dihydrierten Secalederivate i. d. R. wirksamer als die natürlichen Secalealkaloide. Ergometrin bewirkte überhaupt keine A-Hemmung
– Ratte [24, 291]	Die inhibitorische Wirkung des A wurde durch Dihydroergotamin ebenso wie durch LSD-25 (0,01 bis 20 ng/ml) gehemmt. Höhere Konzentrationen (100–200 ng/ml) von Dihydroergotamin, Dihydroergotoxinmesylat oder BOL-148 verhinderten die motorische Antwort auf A, NA und PH vollständig
– Mensch [24, 248]	Hemmung der stimulierenden Wirkung von A und NA durch Dihydroergotamin und Dihydroergotoxinmesylat (1–80 ng/ml)

14

Tabelle 3 (Fortsetzung)

Präparat, Spezies	Pharmakologische Wirkungen
Samenblase – Meerschweinchen [24, 44, 222, 245, 250, 251, 252]	Ergotamin hemmte A, NA und PH mit einem $pA_{2(20\,min)}$-Wert von 8,1. Ergostin wirkte ungefähr 3-fach stärker, Ergosin war etwa gleich stark wie Ergotamin. Eine α-blockierende Wirkung wurde auch für 1-Methylergotamin, Ergocornin, Ergocristin, β- und α-Ergokryptin in abnehmender Reihenfolge der Wirksamkeit angegeben. Wie auch bei anderen Organen beobachtet, wurde die Wirkung der α-adrenergen Agonisten stärker gehemmt durch dihydrierte Secalealkaloide (z.B. Dihydroergotamin, Dihydroergosin, Dihydroergotoxinmesylat, Dihydroergocristin, Dihydroergocornin und Dihydroergokryptin) als durch die natürlichen Ergopeptine. LSD-25 war als A-Antagonist etwa 50fach schwächer wirksam als Ergotamin
Jejunum – Mensch [307]	Dihydroergotoxin hemmte die PH-Wirkung
Taenia coli – Mensch [45]	Dihydroergotoxinmesylat (1–5 μg/ml) hemmte die A-induzierte Erschlaffung vollständig

daß eine hohe α-Rezeptor-Affinität im Gehirn angenommen werden muß. Die jeweils verminderten Maxima der Dosis-Wirkungs-Kurve des Noradrenalins bei steigenden Konzentrationen von Dihydroergotoxin besagen, daß es sich hier um einen nichtkompetitiven Antagonismus handelt.

Im gleichen Präparat wurde die Isoprenalin-induzierte cAMP-Bildung nicht durch Dihydroergotoxin, dagegen aber durch β-Blocker gehemmt. Weitere Versuchsreihen [183] ergaben einen Anhalt dafür, daß sich Dihydroergotoxin im Rattenhirn anreichert, wenn es mehrere Wochen lang oral in einer Dosis von 3 mg/kg pro Tag verabreicht wird. Wie die Verminderung der durch Noradrenalin stimulierten cAMP-Bildung auf Abb. 7 zeigt, war die Anreicherung von Dihydroergotoxin nach einer Woche gering, nach 3 und 6 Wochen dagegen deutlich ($5 \times 10^{-8}\,M$ Dihydroergotoxin im Hirngewebe). Auf Tabelle 3 sind weitere bei verschiedenen Organpräparaten gewonnene experimentelle Befunde dargestellt, welche die α-blockierende Wirkung von Dihydroergotoxin und seiner Komponenten im Vergleich mit anderen Secalealkaloiden zeigen.

Wirkung auf die Freisetzung von Noradrenalin

Es wird angenommen [87, 156, 163, 232, 277, 278], daß es α-Rezeptoren an sympathischen Nervenendigungen gibt, und daß durch Nervenreiz freigesetztes Noradrenalin auf diese präsynaptischen α-Rezeptoren im Sinne eines negativen Rückkopplungsmechanismus wirkt, wodurch seine eigene Freisetzung gehemmt wird. Blockade von präsynaptischen α-Rezeptoren kann diesen Rückkopplungsmechanismus für die Noradrenalinfreisetzung aufheben, wodurch die reizbedingte Freisetzung von Überträgersubstanz erhöht wird.

Alternativ wurde angenommen, daß die nach Gabe von α-Blockern erhöhte Freisetzung von Überträgersubstanz auf ihre Wirkung auf einen cholinergen Anteil der postganglionären sympathischen Nerven zurückzuführen sei [39]. Bezüglich des Dihydroergotoxin wurde diese Erklärung widerlegt [28].

Dihydroergotoxin (10^{-7} M) steigerte die neuronal freigesetzte (^{3}H)-Noradrenalin-Menge beim elektrisch gereizten vas deferens des Meerschweinchens auch nach pharmakologischer Blockierung der neuronalen und extraneuronalen Noradrenalinaufnahme und nach Hemmung der lokalen Prostaglandinbildung [123, 124]. Beim Kaninchenherzen führte die Gabe von Dihydroergotoxin (3×10^{-7} M) zu einer weiteren Steigerung des Kokain- und Desipramineffekts auf die durch elektrische Stimulation hervorgerufene Noradrenalinfreisetzung [280, 304, 305].

Die meisten Untersuchungen über die Wirkung von Secalealkaloiden (einschließlich Dihydroergotoxin) auf die Noradrenalinfreisetzung an sympathischen Nervenendigungen wurden an der Katzenmilz in situ oder an der isolierten perfundierten Katzenmilz durchgeführt [21, 22, 28, 41, 43, 61, 101, 102, 222]. Bei der Katzenmilz in situ [43] erhöhte Dihy-

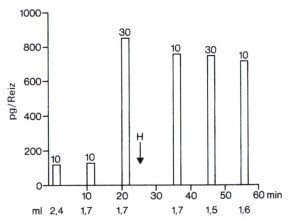

Abb. 8. Noradrenalinfreisetzung aus der Katzenmilz nach 200 Reiz-
impulsen auf den Milznerven. Die Zahlen auf den Säulen geben die
Reizfrequenz an. Das Plasmavolumen jeder Probe steht unter der
Abszisse. Zwischen der 3. und 4. Probe (H) wurde Dihydroergotoxinmesylat (0,5 mg/kg) i.v. gegeben [43]

droergotoxin (0,5 mg/kg i. v.) die reizbedingte Noradrenalinfreisetzung an sympathischen Nervenendigungen (Abb. 8). In
der isolierten perfundierten Katzenmilz wurde der größte
Noradrenalinanstieg im Perfusat bei Infusion von 0,5–10 μg/
min beobachtet. Die einzelnen Komponenten des Dihydroergotoxin (Dihydroergocornin, Dihydroergocristin und Dihydroergokryptin) zeigten die gleichen Wirkungen wie Dihydroergotoxin selbst [260].

Bei dezerebrierten Katzen hat Dihydroergotoxin einen
In Untersuchungen an der isolierten, mit Blut perfundierten Katzenmilz [62] erhöhte Dihydroergotoxin (ungefähr
$10^{-5} M$) die Noradrenalinfreisetzung bei elektrischer Milz-
nervenreizung. Auch wenn die neuronale und extraneuronale
Noradrenalinaufnahme durch Vorbehandlung der Katzenmilz mit Kokain $(2 \times 10^{-5} M)$ und Normetanephrin
$(10^{-4} M)$ blockiert war, kam es nach Dihydroergotoxin in der
Konzentration von $10^{-5} M$ zu einem weiteren Anstieg des
Noradrenalinausstroms [61, 62] (Abb. 9).

Bei dezerebrierten Katzen hat Dihydroergotoxin einen
partiellen agonistischen Effekt auf präsynaptische α-Rezep-

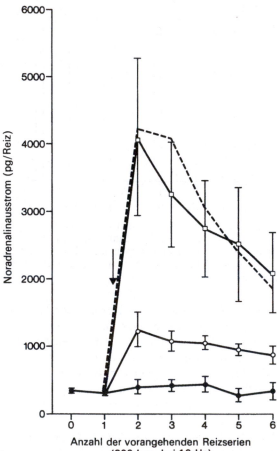

Abb. 9. α-Rezeptorblockade und Hemmung der Wiederaufnahme. Mittlerer Noradrenalinausstrom aus der isolierten Milz bei aufeinanderfolgenden Reizserien von jeweils 200 Impulsen (10 Hz) in Abständen von 10 min ($n = 4$). ● = keine Substanz; ○ = Kokain (1 mg) + Normetanephrin (2 mg); □ = Kokain (1 mg) + Normethanephrin (2 mg) + Dihydroergotoxinmesylat (0,6 mg); --- = Phenoxybenzamin (5 mg). Der Pfeil kennzeichnet die Substanzgabe [62]

Tabelle 4. Verschiedene Beobachtungen zur Wirkung von Dihydro-ergotoxinmesylat auf unterschiedliche Organsysteme nach Nerven-reiz. Die normale Antwort ist Muskelkontraktion

Präparat, Spezies, gereizter Nerv	Beobachtungen und Reizantwort
Aorta (Spiral-streifen) in vitro – Kaninchen, Feldstimulation	Dihydroergotoxinmesylat (2×10^{-6}): 50% Abnahme. Ergebnis durch partiellen agonistischen Effekt kompliziert [224]
Perfundierte Milz in vitro – Katze, Milznerv	Milzkontraktionen können durch Dihydro-ergotoxinmesylat (etwa 10^{-5} M) [62] gehemmt werden. Reihenfolge der inhibitorischen Wirkungsintensität: Dihydroergotamin > Dihydro-ergotoxinmesylat > Ergotamin > 1-Methyl-ergotamin [222]
Samenblase in vitro – Meerschweinchen n. hypogastricus	Dihydroergotoxinmesylat (3×10^{-6}) vermindert die Reizantwort um bis zu 40%, es verhindert ferner die Antwort auf Noradrenalin und hemmt die Reaktion auf ATP teilweise [207]. Es wurde eine purinerge Innervation gefordert [208]

toren [264]. Geringe i. v.-Dosen dieses Secaleabkömmlings hemmten dosisabhängig den Anstieg der Herzfrequenz, der durch elektrischen Reiz der Rückenmarksegmente C_7 und T_1 bewirkt wurde. Dieser Effekt wurde durch Phenoxybenzamin z. T. verhindert. Der gleiche Reiz führte zur Kontraktion der Nickhaut. Hier hatte Dihydroergotoxin jedoch in Dosierungen bis zu 3,5 µg/kg i. v. keinen Einfluß auf den Reizerfolg.

Andere Untersuchungen [62, 207, 208, 224] über die Wirkung von Dihydroergotoxin auf die Reizantwort nach Nervenstimulation sind auf Tabelle 4 zusammengefaßt.

Speicherentleerung und Wiederaufnahme von Noradrenalin aus dem Gewebe

Abgesehen von ein oder zwei unbedeutenden Ausnahmen gibt es keinen Anhalt dafür, daß Secalealkaloide einen „indirekten" sympathomimetischen Effekt durch Freisetzung von

Überträgersubstanz aus sympathischen Nervenendigungen haben, oder daß sie Verhaltensweisen durch Entleerung von zentralnervösen Noradrenalinspeichern beeinflussen [205]. In einer extrem hohen Konzentration von 2×10^{-5} M hemmte Dihydroergotoxin beim Rind die Noradrenalinaufnahme in teilweise entspeicherte Milznervengranula in Anwesenheit von ATP-Mg [84]. In einer Konzentration von 3×10^{-5} M hemmte Dihydroergotoxin die Wiederaufnahme von (^{3}H)-markiertem Noradrenalin [85]. Bei einer ausreichend hohen Konzentration, um den Transportmechanismus für spontane Noradrenalinfreisetzung bei in-vitro-Inkubierung zu hemmen, verminderte Dihydroergotoxin die Noradrenalinaufnahme nur mäßig stark und hatte keinen Einfluß auf den Transportmechanismus von Dopamin zum Ort der β-Hydroxylierung [279].

Wirkung auf β-Rezeptoren

Es besteht kein Anhalt dafür, daß β-Rezeptoren durch Secalealkaloide entweder stimuliert oder gehemmt werden. Für das Fehlen solcher Wirkungen spricht auch die Beobachtung, daß Dihydroergotoxin in Hirnrindenschitten der Ratte die isoprenalininduzierte cAMP-Bildung nicht hemmen konnte, obwohl die noradrenalininduzierte cAMP-Bildung wirkungsvoll gehemmt wurde [182].

II. Wirkung auf Dopaminrezeptoren

Bis vor einigen Jahren kannte man Dopamin lediglich als Vorstufe von Noradrenalin und Adrenalin. Die Entdeckung von dopaminergen Bahnen ließ jedoch vermuten, daß Dopamin selbst als Neurotransmitter wirken kann.

Wirkung auf periphere Dopaminrezeptoren

Dopaminrezeptoren in der Längsmuskulatur von *Schistosoma mansoni* bewirken Verlängerung des Wurms auf Gabe von Dopamin, Noradrenalin, Adrenalin und Apomorphin. Diese Erschlaffung der Längsmuskulatur kann durch Dopaminrezeptorenblocker (z. B. Haloperidol) wirkungsvoller gehemmt werden als durch α- oder β-Blocker. Sie kann ebenfalls durch Secalealkaloide wie Ergometrin, Dihydroergotamin und Dihydroergocristin gehemmt werden [290].

Wirkung auf neuronale Dopaminrezeptoren

Ein lang anhaltender Antagonismus zu der hemmenden Dopaminwirkung auf zerebrale Neuronen der Schnecke *Helix aspersa* wurde durch Gabe von Peptidalkaloiden wie Ergotoxin, Ergotamin und ihrer Dihydro-Abkömmlinge Dihydroergotoxin und Dihydroergotamin beobachtet. Der Dopaminantagonismus, der durch natürliche Peptidalkaloide hervorgerufen wurde, war 10 fach schwächer als der durch dihydrierte Derivate und sogar 100 fach schwächer als der durch Ergometrin bewirkte Dopaminantagonismus [282, 301].

Beim Kaninchen vermindert i. v.-Gabe von 2,5–10 mg/kg Dihydroergotoxin dosisabhängig die antinociceptive Wirkung von Morphin [70]. Es wird vermutet, daß Dihydroergotoxin diesen dopaminähnlichen Effekt in Höhe der pontomedullären Formatio reticularis ausübt [174]. Dihydroergotoxin beeinflußt die Dopaminkonzentration im Striatum nicht. Es wirkt hier jedoch dem Anstieg der Homovanillinsäure-Konzentration (HVS) nach Morphin oder Haloperidol entgegen [172]. In einer Dosierung von 10 und 100 mg/kg i. p. vermindert Dihydroergotoxin im Striatum der Ratte die Konzentration der beiden Dopaminmetabolite HVS und 3,4-Dihydroxyphenylessigsäure (DOPAC [298]). Dies hält man für einen Hinweis darauf, daß Dihydroergotoxin eine postsynaptische agonistische Wirkung auf Dopaminrezeptoren hat. Ein solcher agonistischer Effekt würde den Mechanismus der negativen Rückkopplung verstärken, so daß die Synthese und der Abbau von Dopamin vermindert würden.

Ebenso wie Apomorphin erzeugte Dihydroergotoxin (30 mg/kg s. c.) bei Ratten mit einseitiger nigrostrialer Degeneration kontralaterale Drehungen von ähnlicher Stärke

und Dauer wie nach 1 mg/kg Bromocriptin s. c. [298]. Bei
niedriger Dosierung dagegen wurde dieser Effekt nicht beobachtet [174].

Die Affinität von Dihydroergotoxin zu präsynaptischen
Dopaminrezeptoren wurde indirekt durch Messung der Aktivität der Tyrosinhydroxylase in Synaptosomen des Corpus
striatum der Ratte bestimmt [108]. Die Substanz erzeugte eine geringe Abschwächung der Aktivität der Tyrosinhydroxylase, ein Effekt, der charakteristisch für Dopaminagonisten
wie Apomorphin und Bromocriptin ist. Darüber hinaus
hemmte Dihydroergotoxin in diesem Experiment den Apo-
morphineffekt, so daß man annehmen kann, daß Dihydroergotoxin an präsynaptischen Dopaminrezeptoren sowohl als
Agonist als auch als Antagonist wirksam war.

Die Affinität von Dihydroergotoxin zu dopaminergen
Bindungsstellen wurde bestimmt, indem der kompetitive Effekt zum (^{3}H)-Dopamin an spezifischen Bindungsstellen von
Zellmembranen im Rinderstriatum und zu (^{3}H)-Haloperidol
im Rattenstriatum gemessen wurde [175]. Ebenso wie Apomorphin und Bromocriptin verdrängte Dihydroergotoxin
Dopamin und Haloperidol von ihren spezifischen Bindungsstellen im Nucleus caudatus und zeigte ebenso wie Bromocriptin eine größere Affinität zu diesen Bindungsstellen als
Apomorphin oder Dopamin [108].

Untersuchungen über den Einfluß von Dihydroergotoxin
auf die Aktivität der dopaminreaktiven Adenylatcyclase haben zu widersprüchlichen Ergebnissen geführt [230, 265, 276].

III. Wirkung auf 5-HT-Rezeptoren

Seit man weiß, daß Serotonin (5-HT) ein weitverbreitetes und
stark wirksames biogenes Amin darstellt, sprachen viele Untersuchungen für die Existenz verschiedener Arten von Ge-
websrezeptoren, die vorwiegend mit 5-HT reagieren.

5-HT hat häufig eine doppelte Wirkung z. B. Reiz und –
besonders in höheren Konzentrationen – eine Eigenblockie-

rung, die zu dem wohlbekannten Phänomen der Tachyphyla-
xie führt. Dies ist auch charakteristisch für verschiedene Secalealkaloide, wenn sie mit 5-HT-Rezeptoren reagieren.

Agonistische Wirkung auf 5-HT-Rezeptoren

Eine über 5-HT-Rezeptoren ablaufende agonistische Wirkung wurde für Dihydroergotoxin und andere Secaleverbindungen bei isolierten Molluskenherzen und bei Arterien verschiedener Gefäßprovinzen unterschiedlicher Spezies nachgewiesen, die auf sehr niedrige 5-HT-Konzentrationen reagieren [93, 313].

Wie später noch genauer ausgeführt wird, spricht die
durch Dihydroergotoxin bewirkte Änderung der verschiedenen Stadien des Schlaf-Wach-Rhythmus bei Ratten und die
hemmende Wirkung auf die reserpininduzierten ponto-geniculo-occipitalen Wellen bei Katzen für die Ansicht, daß Dihydroergotoxin serotoninerge Rezeptoren in der Brückenre-
gion stimuliert [298].

Antagonistische Wirkung auf 5-HT-Rezeptoren

Wie bereits erwähnt, gehören die kleinen Amidabkömmlinge
der Lysergsäure (z. B. d-LSD, Methysergid und Ergometrin)
zu den stärksten und selektivsten 5-HT-Antagonisten. Peptidalkaloide (z. B. Ergotamin, Ergotoxin und ihre Dihydroderivate) wirken gewöhnlich weniger selektiv und haben eine
sehr ähnliche Affinität sowohl zu 5-HT-Rezeptoren als auch
zu α-Rezeptoren. Auf Tabelle 5 werden die pD'_2-Werte für
den 5-HT-Antagonismus von Dihydroergotoxin und seinen
einzelnen Komponenten bei Rinder- und Hundebasilararte-
rien im Vergleich mit verschiedenen anderen Secaleverbindungen dargestellt [205].

Ein Antagonismus der Dihydroergotoxin zur vasokonstriktorischen Wirkung des 5-HT wurde an der Arteria carotis interna beim Hund [190, 297], beim Affen [154, 155] und
im Modell der 5-HT-induzierten Antidiurese der Ratte [67,
82, 83] dargestellt.

Tabelle 5. Antagonismus verschiedener Secalealkaloide zum 5-HT

Substanzen	Hund	Rind
d-LSD	9,6	9,2
Methylergometrin	9,1	
Methysergid	7,7	9,1*
Ergotamin	9,6*	9,2*
α-Ergokryptin	8,6	
Bromocriptin	7,8	
Dihydroergotamin	9,1	8,8*
Dihydroergotoxinmesylat	8,1	7,9
Dihydroergocornin		7,9
Dihydroergocristin		7,9
Dihydro-α-ergokryptin	7,8	7,7
Dihydro-β-ergokryptin	8,4	7,8

Beachte: pD_2'-Werte wurden nach einer Inkubation von 30 und 60 (*) min auf Spiralstreifen von Hunde- und Rinderbasilararterien berechnet [205]

Wirkung auf den 5-HT-Stoffwechsel im Zentralnervensystem

In der Hirnrinde der Ratte erzeugte d-LSD einen geringen aber reproduzierbaren Anstieg des 5-HT-Spiegels, während der seines Abbauproduktes 5-Hydroxyindolessigsäure (5-HIAA) vermindert wurde. Dihydroergotoxin verringerte die 5-HIAA-Konzentration in der Hirnrinde der Ratte und im Striatum nur in äußerst hohen Dosen [47, 298] und beeinflußte die zerebrale 5-HT-Konzentration nicht. Dihydroergotoxin hemmte jedoch den durch Clozapin erzeugten Konzentrationsanstieg von 5-HIAA im Striatum [47, 172].

IV. Verschiedenes und unspezifische Wirkungen

Soweit bekannt, wirken Secalealkaloide weder stimulierend noch blockierend auf Acetylcholinrezeptoren. Eine Verstärkung der stimulierenden Acetylcholinaktivität wurde nach Dihydroergotoxin im M. rectus abdominis der Kröte beobachtet [48].

Es gibt keinen Anhalt dafür, daß Secalealkaloide in therapeutisch wirksamen Konzentrationen auf Histaminrezeptoren wirken. Beim isolierten Meerschweinchenileum hemmen Secaleverbindungen wie Ergotamin, Dihydroergotamin und die Bestandteile des Dihydroergotoxins (Dihydroergocristin, Dihydroergocornin und Dihydroergokryptin) die Histaminwirkungen nur in extrem hohen Konzentrationen von 400–500 μM [27, 92, 94]. So sind ebenfalls hohe Konzentrationen von Dihydroergotoxin oder Ergotamin nötig, um die vasokonstriktorische Wirkung des Histamins auf Rinderarterien [227] oder auf Hirnarterien des Kaninchens [229] zu hemmen. Im Vergleich mit ihren α-blockierenden und 5-HT-Rezeptoren-blockierenden Wirkungen hemmen diese Secalealkaloide die Histamineffekte mehr als 10 000 mal geringer, so daß man diese Wirkung als unspezifisch einstufen kann.

In extrem hohen Konzentrationen ($10^{-5} M$) hemmte Dihydroergotoxin die vorwiegend membranständige Phosphodiesterase mit hoher Affinität zum Substrat („low-K_m Phosphodiesterase), so daß es zum Konzentrationsanstieg von cAMP im Homogenisat der Katzenhirnrinde kam [143].

Wirkungen auf das Zentralnervensystem

Die ersten Beobachtungen der stimulierenden Wirkung der Secalealkaloide auf das Zentralnervensystem stammen von Beschreibungen der Secalevergiftung zwischen dem 16. und Ende des 19. Jahrhunderts. Diese zentrale Stimulation wurde sogar noch in diesem Jahrhundert hauptsächlich als Zeichen von Toxizität aufgefaßt.

Schon frühzeitig versuchte man durch quantitative Experimente, die Symptome des menschlichen Ergotismus-Krampfleidens zu erklären, indem man Tieren subletale Dosen verabreichte. So wurde Ergotoxin bei Fröschen [16], Hähnen [64], Mäusen [42], Ratten [105], Kaninchen [105], Katzen [103] und Hunden [122] untersucht. In einer Übersicht, die sich mit den frühen pharmakologischen Untersuchungen der Peptidalkaloide und des Ergometrins auseinandersetzt, hält WHITE [306] Temperaturänderungen, Schläfrigkeit, Scheinwut und Polypnoe für gemeinsame zentrale Wirkungen im Gegensatz zur peripheren „sympatholytischen Wirkung". Auf einige beim Ganztier beschriebene Effekte soll jedoch genauer eingegangen werden.

Erregende und dämpfende Verhaltenseinflüsse

Ergometrin [42] und Ergotoxin [103], z. B., verursachen leicht eine Erregung, wogegen hydrierte Secalealkaloide einen schwächer ausgeprägten Reiz oder sogar hemmende Verhaltenseinflüsse haben können. Dies wurde bei Tieren mit den Einzelkomponenten des Dihydroergotoxins [238, 245, 314] und mit Dihydroergotoxin selbst [13, 247, 253, 300] nachgewiesen, und ebenso mit Dihydroergotoxin bei psychisch Kranken [86, 262, 274]. Darüber hinaus konnte gezeigt werden, daß Dihydroergotoxin [145], Dihydroergocornin und Dihydroergokryptin [30] bei durch Hypoxie verlangsamten Ratten eine verbesserte Reaktion im „avoidance test" bewirken.

Wechselwirkungen mit zentral dämpfenden Pharmaka

Von Dihydroergocornin wurde nachgewiesen, daß es bei Ratten in einer Dosierung von 2 mg/kg s.c. den dämpfenden Effekt einer unterschwelligen Phenobarbital-Dosis potenziert [137], und eine vorausgehende s.c-Injektion von 0,06 mg/kg Dihydroergotoxin soll den Eintritt des hypnotischen Stadiums bei Ratten nach Secobarbital und Pentobarbital [65, 113] beschleunigen und in der Dosierung von 0,04 mg/kg i.p. den durch Hexobarbital eingeleiteten Schlaf verlängern [11]. Dihydroergotoxin verstärkt die potenzierende Wirkung des Promethazins und Methopromazins auf Hexobarbital, während es der von Acepromazin und Levopromazin entgegenwirkt [11]. Es verstärkt (0,1 mg/kg i.p.) ferner die inhibitorische Wirkung des Promethazins auf die konditionierte „avoidance response", wirkt jedoch gegensinnig auf die von Levopromazin [13].

Während eine ganze Anzahl von Secaleabkömmlingen die reserpininduzierte Verhaltensdämpfung bei Mäusen hemmt, erweist sich Dihydroergokryptin als praktisch unwirksam [314]. Andererseits vermindert Dihydroergotoxin die reserpininduzierten ponto-geniculo-occipitalen (PGO) EEG-Wellen (ED_{50} 0,4 mg/kg i.v.) [70, 316], wobei diese Wirkung wahrscheinlich vorwiegend mit der Wiederherstellung der inhibitorischen serotoninergen Kontrolle über den pontinen Schrittmacher, der die Erzeugung von PGO-Wellen kontrolliert, zusammenhängt.

Antikonvulsive Wirkungen

Bei Katzen schützt Dihydroergotoxin in Dosen zwischen 0,1 und 0,8 mg/kg s.c. oder i.v. vor Elektroschockkrämpfen

[148]. Die Hirnrinde von Kontrolltieren, die 10 Minuten nach dem letzten Elektroschock dekapitiert wurden, zeigt mikroskopische Zeichen einer „kapillären Anämie", während sich bei mit Dihydroergotoxin behandelten Tieren eine kapilläre Dilatation findet. Eine bei Pavianen durch Lichtblitze erzeugte Epilepsie wird durch eine Reihe von Secalealkaloiden verhindert, jedoch ist Dihydroergotoxin hier unwirksam [300].

Wirkungen auf das Elektroenzephalogramm

Bei wachen Ratten erhöhte Dihydroergotoxin in der Dosierung von etwa 1 mg/kg i.p. die Gesamtenergie des Ruhe-EEGs [52]. Wie später noch genauer ausgeführt wird, konnte nachgewiesen werden, daß Dihydroergotoxin bei geriatrischen Patienten die Energieverteilung des Ruhe-EEGs verschiebt, d.h. den für den Alterungsprozeß typischen Veränderungen [185, 186] entgegenwirkt: Im wesentlichen beschleunigt Dihydroergotoxin die dominante Frequenz und erhöht die Energie der α-Frequenz. Diese Veränderungen decken sich mit der klinischen Besserung der Zerebralinsuffizienz [187].

In bezug auf den Schlaf-Wach-Rhythmus neigen die meisten Secalederivate dazu, die Schlafzeit zu verkürzen und die Dauer der Wachzeit zu verlängern. Bei der Ratte wurde dies auch beim Dihydroergotoxin in Dosen zwischen 1 und 3 mg/kg i.p. und 10 mg/kg oral beobachtet [172, 174], wobei die Schlafverkürzung hauptsächlich den REM-Schlaf betraf. Bei Katzen bewirkt Dihydroergotoxin auch eine dosisabhängige Verminderung des nicht-REM-Schlafes [9]. Obwohl die Meinung vertreten wurde, daß dieser Effekt mit dem Antagonismus zu zentralen Serotoninrezeptoren zusammenhängen könnte, spricht die Ähnlichkeit der Wirkung von Dihydrosecalealkaloiden und 5-Hydroxytryptophan auf den Schlaf-Wach-Zyklus für eine Stimulation dieser Rezeptoren [172, 174].

Dihydroergotoxin wurde bei verschiedenen Modellen von gestörter Hirnfunktion bei der Katze untersucht: Bei oligämischer Hypotonie [116, 117], vorübergehender Ischämie [53, 77] oder bei Hypothermie [78, 79]. Wurden Katzen in oberflächlicher Lachgas-Anästhesie einer oligämischen Hypotonie unterzogen, so konnte eine 20 min lange i. v.-Infusion von 80 µg/kg Dihydroergotoxin den Abfall der EEG-Gesamtenergie in der frontalen und occipitalen Hirnrinde verhindern. Wie Abb. 10 zeigt, ließ sich ein eindeutiger Effekt in der gleichen Richtung auch bei den α- (8–13 Hz) und β-(14–48 Hz) Wellen nachweisen. Dagegen erhöhte Dihydroergotoxin in diesem Modell die verminderte kortikale Hirndurchblutung nicht [119, 120, 121]. Beim isolierten Katzenkopf wirkte Dihydroergotoxin-Infusion (80 µg) der durch eine vorübergehende Ischämie erzeugten Verminderung der EEG-Energie entgegen [53, 77]. Wurde die elektrische Aktivität des Katzen-EEGs durch Hypothermie vermindert, so war durch i. v.-Gabe von 160 µg Dihydroergotoxin eine partielle Erholung zu erzielen [79]. Mit Dihydroergotoxin konnte bei der Katze der verminderten EEG-Intensität im α- und β-Bereich teilweise entgegengewirkt werden, wenn diese durch eine auf 30 °C verminderte Körpertemperatur erzeugt worden war [78].

Wurden EEG-Veränderungen beim isolierten Hundegehirn in situ durch Abstellen des Respirators bewirkt [10], so erwiesen sich diese Veränderungen unter Dihydroergotoxin als teilweise reversibel.

In einem vorangehenden Abschnitt wurde der Einfluß von Dihydroergotoxin auf die induzierten ponto-geniculo-occipitalen Wellen bereits diskutiert. Abbildung 11 [70] zeigt diese Wirkung im Vergleich zu der unter 5-Hydroxytryptophan. Die verminderte Anzahl der PGO-Wellen geht einher mit der Beseitigung der hochfrequenten Wellen mit niedriger Amplitude im kortikalen EEG [69, 70, 71, 316].

Diese hemmende Wirkung von Dihydroergotoxin (und von 5-Hydroxytryptophan) auf reserpininduzierte PGO-Wellen kann, wie auf Abb. 12 dargestellt, durch Vorbehandlung mit 10 mg/kg Methiothepin i. p. [316] vermindert werden (aber nicht mit der gleichen Dosis von Phenoxybenzamin oder Pimozid).

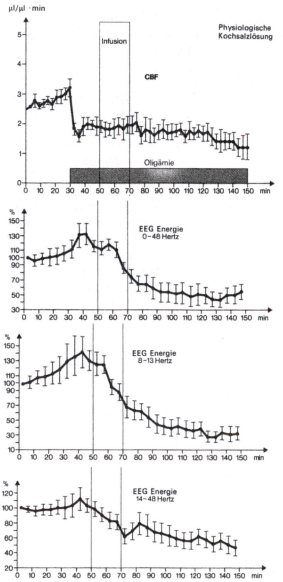

Abb. 10. Einfluß einer i.v. Infusion von physiologischer Kochsalz-
lösung (50.–70. min) oder Dihydroergotoxinmesylat (80 µg/kg,

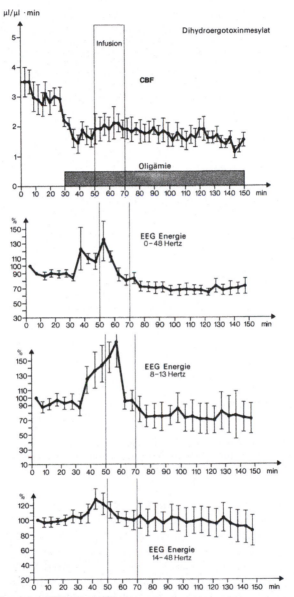

50.–70. min) auf Hirndurchblutung (CBF) und EEG-Energie während einer oligämischen Hypotonie bei Katzen [121]

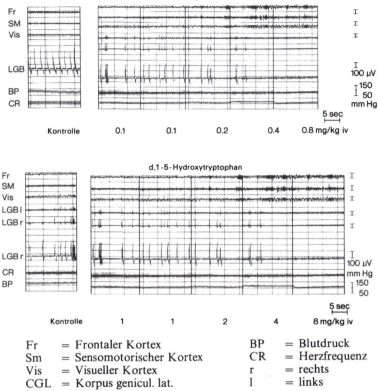

Fr = Frontaler Kortex   BP = Blutdruck
Sm = Sensomotorischer Kortex CR = Herzfrequenz
Vis = Visueller Kortex   r = rechts
CGL = Korpus genicul. lat.   l = links

Abb. 11. Wirkung von Dihydroergotoxin und d,1,5-Hydroxy-tryptophan auf reserpininduzierte ponto-geniculo-occipitale Wellen bei der Katze [70]

Eine Ischämie vermindert die Amplitude kortikaler evozierter Potentiale im Gyrus sigmoidalis, die durch Reiz im Interdigitalraum der Katzenvorderpfote erzeugt wurden. Werden Dihydroergocornin (0,5 µg), Dihydroergokryptin (2–20 µg) oder Dihydroergotoxin (6 und 20 µg) in die Arteria carotis injiziert, so beschleunigen sie die Normalisierung der Potentiale, wenn sie nach der Ischämie und nicht vorher gegeben wurden [31–35]. In höherer Dosierung neigen die oben-

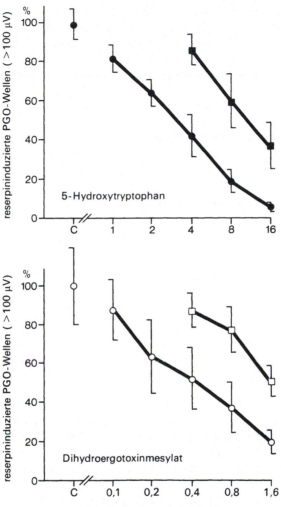

Abb. 12. Wirkung von Dihydroergotoxinmesylat (offene Symbole)
und 5-Hydroxytryptophan (geschlossene Symbole) auf ponto-
geniculo-occipitale Wellen, die bei der Katze durch i.p. Injektion
von 0,5 mg/kg Reserpin erzeugt wurden. Vorbehandlung mit
10 mg/kg Methiothepin i.p. (rechteckige Symbole) verminderte die
Hemmwirkung beider Substanzen [316]

genannten Secalealkaloide eher dazu, die Erholungszeit zu verlängern [31]. Dihydroergocristin war in Dosierungen von 2–100 µg unwirksam [32]. Injektion von Natriummalonat in die Arteria carotis blockierte die Dihydroergotoxin-Wirkung [32]. Es scheint, daß die positiven Effekte der Secalealkaloide nicht auf eine erhöhte Hirndurchblutung zurückzuführen sind [32]. An ischämischen Katzen konnte gezeigt werden, daß Dihydroergotoxin (0,3 und 0,6 mg/kg i. v.) die Erholungszeit evozierter Potentiale im posteroventralen Thalamus und der indirekten kortikopyramidalen Antwort verkürzt [226, 241].

Wirkung auf die Hirndurchblutung

Untersuchungen über den Einfluß der hydrierten Secaleabkömmlinge auf die Hirndurchblutung (CBF) waren lange Zeit ein attraktives Forschungsthema, weil man erwartete, daß die α-blockierenden Eigenschaften die Hirndurchblutung erhöhen würden [245]. Dieses Kapitel geht nur auf diejenigen tierexperimentellen Ergebnisse der Hirndurchblutungsmessungen ein, die sich auf die Interpretation der therapeutischen Wirkung des Dihydroergotoxin bei Patienten mit zerebrovaskulärer Insuffizienz beziehen. Klinische Untersuchungen werden in dem Kapitel über zerebrovaskuläre Insuffizienz diskutiert.

Bei der Untersuchung der Hirndurchblutung sollte man im Auge behalten, daß die Autoregulation der CBF die Gesamtdurchblutung des Gehirns innerhalb enger Grenzen konstant hält, auch wenn es zu Schwankungen des systemischen Blutdrucks kommt. Die regionale Durchblutungsverteilung wird offenbar über arterioläre Querschnittsveränderungen gesteuert, die durch adrenerge Nervenimpulse und Änderungen der CO_2-Konzentration zustande kommen. Die Verteilung im Kapillarbett hängt hauptsächlich vom Stoffwechsel des umgebenden Hirngewebes ab. Daher beeinflussen physiologische, pathologische und pharmakologische Reize zuerst die regionale Durchblutungsverteilung, bevor es zur Änderung der Gesamthirndurchblutung kommt.

Beim normalen, narkotisierten Versuchstier beeinflußt Dihydroergotoxin die Gesamthirndurchblutung wenig [161, 176, 254, 263, 284, 286]. Untersuchungen der regionalen CBF bei normalen narkotisierten Tieren ergaben widersprüchliche Ergebnisse [8, 10, 157, 231]. Bei normalen Tieren beeinflußte in die Arteria carotis injiziertes Dihydroergotoxin (0,15 oder 0,30 mg) die Mikrozirkulation der Occipitalrinde nicht, wogegen die durch Hyperventilation, Ischämie oder Hirnödem beeinträchtigte Mikrozirkulation verbessert wurde [8, 10].

Wenn der mittlere arterielle Blutdruck bei Katzen unter 45 mm Hg, d. h. unter die Schwelle der Autoregulation gesenkt wird, vermindert sich die kortikale Mikrozirkulation um etwa 30%. Zusätzliche Barbituratnarkose ändert die EEG-Energie nicht, während oberflächliche Lachgas-Narkose blutdruckabhängige Verminderung der EEG-Energie auslöst [116, 117, 119–121]. Unter diesen Bedingungen erhöhte eine i. v.-Infusion von 80 μg/kg Dihydroergotoxin die EEG-Energie, ohne die verminderte Rindendurchblutung zu beeinflussen, wogegen Papaverin (1 mg/kg) das Gegenteil bewirkte. Es verhinderte nämlich die Verschlechterung der Mikrozirkulation, ohne die EEG-Energie signifikant zu beeinflussen. Es wurde nachgewiesen, daß Dihydroergotoxin die Häufigkeit niedriger PO_2-Werte in der Hirnrinde der oligämischen Katze verminderte, während Papaverin das PO_2-Histogramm lediglich abflachte [308]. Bei mit Pentobarbital narkotisierten Katzen, deren zerebrale Mikrozirkulation durch Hypotonie vermindert war, konnte durch elektronische Auswertung von Hirnschnitten nachgewiesen werden [133], daß Dihydroergotoxin (80 μg/kg i. v.) die kortikalen Kapillardurchmesser signifikant erhöhte und die Kapillarlänge verringerte, wogegen dieser Effekt nach Papaverin (1 mg/kg) nicht auftrat [119, 132, 193].

Aus den Untersuchungen über die Dihydroergotoxin-Wirkung auf das EEG und die zerebrale Mikrozirkulation von Katzen nach Blutentzug wurde geschlossen [121, 308], daß der primäre Effekt von Secalealkaloiden auf die gestörte Hirnfunktion wohl nicht mit der Gesamtdurchblutung oder regionalen Hirndurchblutung zusammenhängt. Aus dem letzten Abschnitt dieses Kapitels wird hervorgehen, daß Dihydroergotoxin den Hirnstoffwechsel – besonders unter Hypoxie- und Ischämiebedingungen – beeinflußt, und daß die protektive Wirkung von Dihydroergotoxin gegen einige der Folgen vorübergehender Ischämie auf einen verbesserten Hirnstoffwechsel zurückgeführt werden kann [193]. Dadurch könnte ein funktionelles „steady state" der Hirnzelle auch bei eingeschränkter metabolischer Toleranz aufrecht erhalten werden.

Einflüsse auf die Körpertemperatur

Eine Beeinflussung der Körpertemperatur durch Secalepräparate war bereits gegen Ende des vergangenen Jahrhunderts bekannt, aber erst 1907 konzentrierte sich das Interesse auf die durch Ergotoxin ausgelöste rasche Hyperthermie beim Kaninchen [16]. Aus einer Untersuchung einer großen Zahl von Secalederivaten geht hervor, daß ganz einfache Lysergsäure- und Ergopeptinabkömmlinge beim Kaninchen zum Temperaturanstieg führen, wogegen alle untersuchten dihydrierten Peptidderivate jedoch die Temperatur senken [173]. So vermindern z. B. 3 mg/kg Dihydroergotoxin i.v. die Körpertemperatur um 1 °C (diese Dosis beträgt $^1/_6$ der LD_{50} von 18,5 mg/kg i.v.). Darüber hinaus verursachten die dihydrierten Substanzen keine Hyperaktivität, psychische Labilität und Überempfindlichkeit gegenüber Umweltreizen, welche nach Gabe der natürlichen Muttersubstanzen beobachtet wurden [238]. Auch bei der Ratte wurde bei Umgebungstemperaturen von 27–28 °C eine Hypothermie beobachtet, die mit einem geringfügig verminderten O_2-Verbrauch und mit peripherer Gefäßerweiterung einherging [54, 55, 238]. In einer Arbeit wurde beim Kaninchen jedoch ein Anstieg der Rektaltemperatur nach 0,1–0,3 mg/kg Dihydroergotoxin i.v. beschrieben [266]. Im Rahmen der Untersuchungen von zentralwirksamen Substanzen für die künstliche Hypothermie wurde bei Kaninchen, Ratten und Hunden ein temperatursenkender Effekt des Dihydroergotoxins in parenteralen Dosen von 0,1–0,3 mg/kg beschrieben [49–51]. Diese Wirkung wurde einer entweder peripheren oder zentralen α-Blockade zugeschrieben [37].

Emetische Wirkung

Beim Menschen zählen Übelkeit und Erbrechen zu den bekannten Nebenwirkungen der Secaleverbindungen. Beim Hund schwankt die emetische Wirksamkeit der hydrierten Ergopeptinabkömmlinge beträchtlich [173], wobei Dihydroergocornin mit einer ED_{50} von 2,8 μg/kg i.v. die wirksamste Substanz dieser Gruppe ist. Beim Dihydroergotoxin beträgt die ED_{50} 5,7 μg/kg i.v. Es zeigte sich, daß die minimale emetische Dosis 6 μg/kg i.v. beträgt [302], wogegen 10 μg/kg i.v. bei 90% der Hunde Erbrechen auslöst. Intragastrale Applikation von 90 μg/kg erzeugte bei 50% der Hunde Erbrechen, eine größere Dosis erhöhte die Häufigkeit jedoch nicht. Chronische Zerstörung der Chemorezeptoren des Brechzentrums in der Area postrema schaltete die Antwort auf intravenös oder intragastral verabreichtes Dihydroergotoxin aus. Bei Hunden führte Injektion von nicht mehr als 0,002 μg in den 4. Hirnventrikel zu Erbrechen, wobei die ED_{50} 0,15μg für den 3. Ventrikel und 0,55 μg für den Seitenventrikel betrug [223]. Auch diese Wirkungen wurden durch Zerstörung der Chemorezeptoren des Brechzentrums aufgehoben. Daher dürfte der zugrundeliegende postulierte Mechanismus der gleiche wie beim Apomorphin sein [223]. Eine antiemetische Wirkung haben Ergotamin, wenn es auf den Boden des 4. Ventrikels gegeben wird, und Ergotoxin bei i.v.-Injektion [57, 58, 122]. Ferner hemmt d-LSD vollständig den emetischen Effekt von i.m. Apomorphin, i.v. Morphin oder i.v. Dihydroergotoxin in einer ED_{50} von 13, 26 bzw. 39 μg/kg i.v., während es jedoch das Erbrechen nach Protoveratrin, Emetin oder Ouabain nicht verhindert [72]. Beim Hund konnte die emetische Wirkung von Dihydroergotoxin auch durch Metoclopramid [149], Chlorpromazin [40, 106] und andere Phenothiazine [36, 56] verhindert werden.

Einflüsse auf den Hirnstoffwechsel

Im vorangehenden Kapitel (pharmakologische Grundlagen) wurden die Einflüsse von Dihydroergotoxin auf die katecholaminerge und die serotoninerge synaptische Übertragung behandelt, und ferner die Wirkungen, die sich auf das zyklische Adenosinmonophosphat (cAMP), die Adenylatcyclase und die cAMP-Phosphodiesterase beziehen. In diesem Abschnitt werden die verfügbaren Informationen zusammengetragen, die sich damit befassen, wie Dihydroergotoxin den zerebralen Stoffwechsel des cAMP beeinflußt und ferner wie es auf das zerebrale Adenosintriphosphat (ATP) wirkt.

Bei Ratten, denen 2 Jahre lang täglich 3–6 mg/kg Dihydroergotoxin verfüttert worden waren, waren die Konzentrationen des cAMP in der Rinde und im Kleinhirn erniedrigt [81]. Es konnte gezeigt werden, daß Dihydroergotoxin den Anstieg der cAMP-Bildung hemmt, der normalerweise nach Noradrenalinzugabe zu Rattenkortexschnitten oder -homogenaten beobachtet wird [183]. Dieser, wahrscheinlich durch α-Blockade bewirkte Antagonismus ist nichtkompetitiv (er kann durch steigende Noradrenalin-Konzentrationen nicht überspielt werden) und beeinflußt die β-Rezeptoren nicht (der Isoprenalineffekt war nicht meßbar beeinträchtigt). Eine Hemmung der noradrenalinabhängigen cAMP-Bildung wurde auch an Hirnschnitten von Ratten beobachtet, denen 3–6 Wochen lang 3 mg/kg Dihydroergotoxin gegeben wurde: Noradrenalin war deutlich geringer wirksam als bei Kontrollen und die Verschiebung der Dosis-Wirkungs-Kurve erlaubt eine Schätzung der effektiven Dihydroergotoxin-Konzentration im Gehirn (im Bereich von $10^{-8}\,M$) [183].

Es wurde nachgewiesen, daß Dihydroergotoxin die membranständige cAMP-Phosphodiesterase (low-K_m cAMP-PEase) in der Säugerhirnrinde [80, 143] stärker hemmt als das lösliche Enzym (high-K_m cAMP-PEase), wobei in vitro-Konzentrationen von 10^{-5}–$10^{-6}\,M$ verwendet wurden, die auch in vivo zu erreichen wären [144].

Wie bei den klassischen Phosphodiesterase-Hemmern Koffein und Theophyllin wurde bei einer Gruppe von 9 hydrierten Secalealkaloiden eine Hemmung der cAMP-Hydrolyse in der grauen Substanz des Katzenhirns nachgewiesen [141], wobei sich die Wirkungsintensität ungefähr proportional zum Molekulargewicht verhielt. Entsprechend fanden sich Dihydroergocristin, Dihydroergocornin und Dihydroergokryptin an der 3. bis 5. Stelle von oben. Dihydroergotoxin hemmte die Phosphodiesterase anscheinend organspezifisch bei niedrigeren Konzentrationen [142], und die Hemmung des cAMP-Abbaus durch Dihydroergotoxin war im Gehirn immer größer als in Leber, Herz oder Niere der Katze [142, 143]. Dies wurde durch die Anwesenheit von hirnspezifischen Phosphodiesterase-Isoenzymen und durch hirnspezifische Löslichkeitseigenschaften der Phosphodiesterase erklärt.

Man würde erwarten, daß eine Hemmung der Aktivität der Adenylatcyclase durch Dihydroergotoxin den cAMP-Gehalt noradrenerger Neurone vermindern würde. Aber die Hemmung der Phosphodiesterase (und damit des cAMP-Abbaus) in etwas höheren Konzentrationen sollte den gegenteiligen Effekt haben. Die resultierende Wirkung des Dihydroergotoxin auf den cAMP-Spiegel des Gehirns würde daher vom dynamischen Gleichgewicht dieser beiden Aktivitäten abhängen.

Normale Adenosintriphosphat-Spiegel, die Hauptquelle für zelluläres cAMP, sind wesentlich für eine ungestörte neuronale Funktion. Allerdings ist die Aufrechterhaltung normaler Spiegel unter Hypoxiebedingungen schwierig. Deshalb haben sich die meisten Untersuchungen über den Einfluß von Secalederivaten auf den Hirnstoffwechsel darauf konzentriert, wie weit die Substanzen die metabolischen Auswirkungen einer schweren Hypoxie, definiert als verminderten O_2-Verbrauch, verzögern können. Da die O_2-Verbrauchsmessung äußerst schwierig ist, wird statt dessen der Laktat-Pyruvat-Quotient als verläßlicher Parameter für den Zustand des Hirnstoffwechsels verwandt. Dieser Zustand beeinflußt wiederum die elektrischen Funktionen des Gehirns, die sich im EEG widerspiegeln. In einem früheren Abschnitt dieses Kapitels wurden die positiven Einflüsse des Dihydroergotoxin auf die Erholung des EEGs nach Hypoxie beschrieben.

Durch Neurotransmitter bewirkte Veränderungen des intrazellulären cAMP haben die wichtige Funktion, die Aktivität der cAMP-abhängigen Proteinkinase zu steuern, welche die Phosphorylierung des synaptischen Membranproteins kontrolliert und damit die Ionenpermeabilität der Membran beeinflußt. Unter in vitro-Bedingungen, in denen $5 \times 10^{-6} M$ cAMP die Aktivität der Proteinkinase im Rinderhirn maximal stimulierte, hob Dihydroergotoxin (10^{-5} und $10^{-6} M$) diese Aktivität, gemessen als ^{32}P-Aufnahme in das Histon, praktisch vollständig auf [193, 236]. Koffein und Papaverin hatten keine derartigen inhibitorischen Wirkungen.

Die Aktivierung der Na^+/K^+-Adenosin-Triphosphatase (ATPase) durch Noradrenalin hängt wahrscheinlich mit der katecholamininduzierten Hyperpolarisation der synaptischen Membran zusammen. Eine derartige Aktivierung der ATPase durch 10^{-4} und $10^{-3} M$ Noradrenalin konnte in Homogenisaten vom Katzenhirn durch $10^{-5} M$ Dihydroergotoxin gehemmt werden [109, 193]. Das Ausmaß der Hemmung betrug mit $4,4 \times 10^{-5} M$ Dihydroergotoxin 55%, d. h. weniger als die 90% Hemmung, die mit der gleichen Konzentration Propranolol erreicht wird, jedoch mehr als die 20% nach Phentolamin [195].

Wirkung auf andere Organe und Organsysteme

Wirkung auf das Herz-Kreislauf-System

Durch Hydrieren der natürlichen Secalealkaloide werden die Einflüsse auf das Herz-Kreislauf-System wesentlich verändert. Vasokonstriktion und die Beeinflussung der Kontrollmechanismen des Blutdrucks werden abgeschwächt, während der Antagonismus zum Blutdruckanstieg nach Katecholamininjektion verstärkt wird.

Nachweislich senken die hydrierten Derivate bei narkotisierten normotonen Versuchstieren den Blutdruck. Die Wirkung schwankt jedoch innerhalb der Dihydro-Gruppe. Dihydroergocornin-, Dihydroergocristin- und Dihydroergokryptinmesylat haben allein oder miteinander kombiniert wie beim Dihydroergotoxin eine konstantere depressorische Wirkung als Dihydroergotamin [12, 26, 29, 170, 243, 255]. Beim Menschen sind die Unterschiede ausgeprägter: Dihydroergotamin beeinflußt den Blutdruck praktisch gar nicht, wogegen Dihydroergotoxin und seine Bestandteile den Blutdruck bei Normotonikern und Hypertonikern lang anhaltend senken [15, 74, 107, 125, 153, 177, 184, 270].

Der dem antihypertensiven Effekt des Dihydroergotoxin zugrundeliegende Wirkungsmechanismus ist unklar. Trotz der Tatsache, daß die Blutdruckregulation nach Injektion von Dihydroergotoxin direkt in den Hirnkreislauf oder in die Hirnventrikel erheblich beeinträchtigt ist [158, 269, 285], gibt es keinen überzeugenden Anhalt für eine zentrale Beteiligung an der hypotensiven Wirkung nach systemischer Verabreichung. Aufgrund der bisher verfügbaren Erkenntnisse wurde geschlossen, daß der Hauptwirkungsmechanismus in einer α-Blockade besteht [59]. Andererseits ist aufgrund neuerer Befunde über den Einfluß von Dihydroergotoxin auf Dopaminrezeptoren im Zentralnervensystem bestimmter Arten (siehe Kapitel pharmakologische Grundlagen) nicht auszuschließen, daß eine Stimulation vaskulärer Dopaminrezeptoren beteiligt sein könnte.

Beim Menschen vermindert Dihydroergotamin das Beinvolumen beträchtlich, was nicht auf eine arterielle Vasokonstriktion, sondern auf eine selektive Venenkonstriktion zurückzuführen ist. Dies wurde bei narkotisierten Katzen und beim Menschen nachgewiesen [197, 220]. Für Dihydroergotoxin wurde eine ähnlich selektive Wirkung auf die Venen bei Katzen [221], aber nicht beim Menschen [294] nachgewiesen. Die Hautdurchblutung ist nur nach naher arterieller Injektion von Dihydroergotoxin vermindert. Die systemische Gabe erzeugt i. allg. eine Vasodilatation in Haut und Muskulatur [59].

Über den Einfluß von DHEM auf Durchblutung und Gefäßwiderstand in anderen Gefäßbetten ist wenig bekannt. Sein Einfluß auf die Hirndurchblutung wurde im vorangehenden und wird in dem Kapitel über Zerebralinsuffizienz diskutiert.

Eine gemeinsame Eigenschaft der meisten Secalealkaloide ist die Fähigkeit, die Herzfrequenz zu vermindern. Parallel dazu ist die Kontraktilität nicht notwendigerweise vermindert [60, 162, 219, 261, 303]. Die Bradykardie kommt anscheinend z. T. durch Vagusreiz zustande [210], aber die Unterdrückung des kardialen Sympathikus spielt wahrscheinlich eine größere Rolle [1, 19, 261]. Einige Secalealkaloide, einschließlich des Dihydroergotoxins, haben eine beträchtliche hemmende Wirkung auf die Noradrenalinfreisetzung aus kardialen sympathischen Nervenendigungen. Dihydroergotoxin hemmt den Anstieg der Herzfrequenz nach kardialer Sympathicusstimulation bei der Katze dosisabhängig ab 0,1 µg/kg i.v. Diese Wirkung kann zumindest teilweise der Aktivierung von präsynaptischen α-Rezeptoren zugeschrieben werden [264] (s. auch Kapitel pharmakologische Grundlagen).

Wirkungen auf den Uterus

Die unterschiedliche chemische Struktur der dihydrierten Peptidalkaloide im Vergleich mit den natürlichen Alkaloiden – besonders die selektive Sättigung der 9–10 Doppelbindung des Lysergsäureanteils – führt zu Verbindungen mit erheblich differierendem Wirkungsspektrum [242, 245, 251]. Die größten Unterschiede zwischen hydrierten und natürlichen Alkaloiden ergeben sich beim Uterus: „Die Wirkung der hydrierten Alkaloide auf den Uterus unterscheidet sich vollständig von derjenigen der natürlichen Alkaloide. Diese (hydrierten Alkaloide) haben nicht nur ihren exzitatorischen Effekt auf den Uterus verloren, sondern sie sind sogar in der Lage, die stark stimulierende Wirkung der natürlichen Alkaloide, wie Ergotamin und Ergotoxin, zu hemmen" [245]. Spätere Untersuchungen haben diese Aussage im Tierexperiment mit nur wenigen Ausnahmen bestätigt, während die Befunde beim Menschen unklar und widersprüchlich geblieben sind. Viele der in vitro-Untersuchungen mit hydrierten Alkaloiden wurden durchgeführt, um ihre α-blockierenden Wirkungen zu prüfen. Für das Dihydroergotoxin sind diesbezügliche Befunde im Kapitel über pharmakologische Grundlagen dargestellt.

Die meisten Untersuchungen am Uterus wurden mit anderen hydrierten Peptidalkaloiden als Dihydroergotoxin durchgeführt. Die in vitro- und in situ-Untersuchungen über die Wirkung von Dihydroergotoxin und seiner Bestandteile, hauptsächlich auf die Uterusmotorik, sind auf Tabelle 6 zusammengefaßt.

Es konnte gezeigt werden, daß hydrierte Alkaloide am Uterus von Versuchstieren in vitro keine oxytocinähnliche (uterustonisierende) Wirkung haben, nicht einmal in Konzentrationen, die erheblich über denen von nichthydrierten Alkaloiden in ähnlichen Untersuchungen lagen. Nimmt man an, daß endogene Katecholamine an der Stimulation von α-Rezeptoren (die den physiologischen Tonus und die Motilität des Uterus aufrechterhalten) gehemmt werden, während die Stimulation von Uterusrelaxation bewirkende β-Rezeptoren

Tabelle 6. In vitro und in situ Untersuchungen über die Wirkung von Dihydroergotoxin-, Dihydroergocornin-, Dihydroergocristin und Dihydroergokryptinmesylat auf die motorische Uterusaktivität

Substanz	Spezies/Zustand und Methodik	Pharmakon-Konz. im Organbad oder Dosis/Appl. Art	Wirkungen/Bemerkungen	Lit.
Dihydro-ergotoxin	Ratte (Jungtier oder nicht gravide). Uterussegment in Ringerlösung.	1 μg/ml (? In der Arbeit steht 1 g/ml!)	∅	[295]
	Meerschweinchen, Jungtier. Wie oben	1 μg/ml (? In der Arbeit steht 1 g/ml!)	∅	[295]
	Meerschweinchen, gravide	1 μg/ml (? In der Arbeit steht 1 g/ml!)	Langsames ↓ von Uterustonus und Kontraktionsamplitude	[295]
Dihydro-ergotoxin	Mensch, schwanger, um Termin. Streifenpräparat in Tyrodelösung; isotone Messung	2–4 μg/ml (Schwelle)	↑ der Spontanmotilität bei 5 von 30 Uteri. Wirkung bei denselben Organen nicht reproduzierbar	[248]
Dihydro-ergotoxin	Kaninchen, späte Tragzeit oder unter Wehen. Urethannarkose, isoton. Messung von nach außen verlagertem Uterushorn	0,01–1 mg/kg i.v.	↓ der Spontanmotilität bei 4 von 8 Versuchen; eine vollständige und eine teilweise Hemmung des oxytoxinähnlichen Effekts von nachträglich verabreichten Methylergometrin	[23]

Dihydro-ergotoxin	Katze, nicht gravide/gravide/ puerperal. Wie oben	0,25–0,8 mg/kg i.v.	Nichtpuerperal: Oxytoxinwirkung bei 8 von 14 Tieren Puerperal (2 Tiere): ∅	[23]
Dihydro-ergotoxin	Katze, nichtgravide. Chloralose-narkose, intrauterine und intra-vaginale Druckmessung	0,12 mg/kg i.v. (0,08–0,12 mg/kg)	Deutliche Erschlaffung der Uterus-muskulatur. Kein Effekt auf die Vagina	[295]
Dihydro-ergotoxin	Hund, nicht gravide. Äther- oder Paraldehydnarkose; Registrie-rung s. oben	0,06 mg i.v. (0,005–0,006 mg/kg)	Unterschiedlich. In einigen Fällen ↓ der Uterusmotilität ohne Einfluß auf die Vagina	[295]
Dihydro-ergotoxin	Hund, gravide. Wie oben	0,12 mg i.v. (0,01–0,012 mg/kg)	Deutliche Erschlaffung und ↓ spon-taner Kontraktionen, 15 min lang	[295]
Dihydro-ergotoxin	Mensch, 1. Stadium der Wehen. Ext. Tocografie (Crodel)	0,15 oder 0,3 mg i.m. 0,15 mg i.v.	Starke oxytocinähnliche Wirkung, manchmal tetanisch. Wahrschein-lich durch Sympathicusblockade; direkte oxytocinähnliche Wirkung nicht auszuschließen	[88]
Dihydro-ergotoxin	Mensch, Erstgeb., 1. Stad. der Wehen. Ext. Tocografie (Crodel)	0,3 mg i.m. oder i.v., 1 mal oder 0,075 mg i.m. mehrmals	deutl. oxytocinähnlicher Effekt; MM-Dilatation verbessert; Wehenverkürzung. Wiederholte kleine i.m. Dosen am besten	[310]
Dihydro-ergotoxin	Mensch; Wehenindukt. bei intraut. Fruchttod. Amnion-Druck durch transabd. Katheter	i.v. Infusion: 4,3 µg/min über 140 min (→0,6 mg)	deutlicher und anhaltender ↑ der Kontraktionsfrequenz (1,3 → 5/10 min) mit langsamem Wirkungsbeginn	[5]

Tabelle 6 (Fortsetzung)

Substanz	Spezies/Zustand und Methodik	Pharmakon-Konz. im Organbad oder Dosis/Appl. Art	Wirkungen/Bemerkungen	Lit.
Dihydro-ergotoxin	Mensch, Puerperium; Ext. Toco-grafie (modif. nach Dodeck) oder intrauteriner Ballon	0,5–3 mg i.v.	oxytocinähnliche Wirkung; langs. Beginn und untersch. Dauer (15–>60 min). Wirkung nicht immer vorhersehbar, manchmal beängst. Reaktion auf geringe Dosen	[97]
Dihydro-ergotoxin	Mensch, gravide, am Termin oder unter Wehen. Ext. Tocografie (Jaquet)	0,3 mg i.m.	oxytocinähnliche Wirkung in 10 von 16 Fällen	[159]
Dihydro-ergotoxin	wie oben. Präeklampsie bei 19 von 28 Pat. Ext. Tocografie (Reynolds) oder Amnion-Druckmessung	0,3 mg i.v. Einzeldosis oder kontin. i.v. Perfusion mit 3,3 oder 10 μg/min	dosisabh. ↑ der Kontraktions-frequenz; wenig oder keine Inten-sitätsänderung; erhebl. ↑ des Basaldrucks. Präeklampsie nicht gebessert	[273]
Dihydro-ergotoxin	Mensch; 1. Stad. der Wehen, Ext. Tocografie (Frey)	0,75–1 mg p.o.	geringe oxytocinähnliche Wirkung mit Cervixrelax. und Wehen-verkürzung. Antihypertens. Wirkung bei Präeklampsie	[146]

Dihydro-ergotoxin	Mensch, norm. Wehen oder Wehen-schwäche. Ext. Tocografie (Jaquet oder Lorand)	0,15 mg i.m.	geringe oxytocinähnliche Wirkung ohne Änderung des Basaltonus. Regelmäßigere Kontr. bei Pat. mit Wehenschwäche	[267]
Dihydro-ergocornin (irrtümlich in der Arbeit als Dihydro-ergotoxin bez.)	Mensch, Puerperium, wie Lit. Stelle 97 (oben)	0,25–1 mg i.v. 1 mg i.m.	Oxytocinähnliche Wirkung in 9 von 16 Fällen mit langs. Wirkungs-beginn (2–4 min i.v.; 15–72 min i.m.) und langer Dauer (30 bis >70 min)	[97]
Dihydro-ergocristin	Kaninchen, nicht gravide. Urethannarkose. Messung von Uterus- u. Vaginalkontraktionen	0,15 mg/kg i.v.	↓ von Uterus- und Vaginalmotilität, Hemmung von gleichzeit. Ergo-metrin (0,45 mg/kg)	[245]
Dihydro-ergocristin	Mensch, 1. Stadium d. Wehen; Wehenschwäche, Ext. Tocografie (3-Kanal Druckmesser)	1 mg i.m.	keine ↓ der Kontraktionen in 3 Segmenten. Geringer Frequenz-anstieg.	[237]
Dihydro-ergocristin	Mensch, Puerperium. Wie Lit. Stelle 97 (oben)	1–3 mg i.v.	↑ der Uterusaktivität mit ↑ des Basaltonus in 3 von 6 Fällen. Langsamer Beginn (4–19 min), langanhaltend (>40 bis >60 min)	[97]
Dihydro-ergokryptin	wie oben	1–3 mg i.v.	↑ der Uterusaktivität mit ↑ des Basaltonus in 2 von 6 Fällen. Langsamer Beginn (3–32 min), lang anhaltend (>33 bis >53 min)	[97]
Dihydro-ergokryptin	Kaninchen. Streifen in Ringerlösung	0,01–0,1 µg/ml	↑ der Uterusspontanmotilität bei 5 von 30 Uteri.	[248]

47

weiterhin ermöglicht bleibt, so können diese Befunde zumindest z. T. durch die beträchtliche α-blockierende Wirkung der hydrierten Alkaloide erklärt werden, welche die β-sympathicomimetische Wirkung der Katecholamine sich unbehindert entfalten läßt. Diese Erklärung paßt zu anderen Befunden [66, 244, 245, 251], die zeigen, daß hydrierte Alkaloide die oxytocinähnliche Wirkung von Ergotamin, Ergotoxin und Ergometrin am isolierten Kaninchenuterus hemmen: Hydrierte und natürliche Secalealkaloide wirken an den gleichen Rezeptoren kompetitiv. Ergebnisse von Tierexperimenten [242, 244, 245], denen zufolge Dihydroergotoxin stark hemmend auf verschiedene pharmakodynamische Eigenschaften des Adrenalins einschließlich seines stimulierenden Effekts auf den Uterus wirkt und den Kaninchenuterus sogar relaxieren kann, führten zur Erforschung der therapeutischen Möglichkeiten dieser Substanz in der Geburtshilfe. Es wurde jedoch mehrfach berichtet, daß Dihydroergotoxin bei Frauen entweder eine zusätzliche oder eine reine oxytocinähnliche Wirkung entfaltet (s. Tabelle 6), so daß eine sichere Anwendung in Frage gestellt wurde. Es wird in der Geburtshilfe heute selten angewendet [259].

Klinische Pharmakologie der zerebralen Insuffizienz

Die zellulären und molekularen Vorgänge beim Alterungsprozeß sind weitgehend unbekannt. Entsprechend ist die Nomenklatur vom Alterungsprozeß des Gehirns unklar und in einigen Fällen sogar irreführend. Auf den folgenden Seiten wird die Bezeichnung Zerebralinsuffizienz als deskriptiver diagnostischer Ausdruck für ein klinisches Syndrom gebraucht, das irgendwann im Laufe des Alterns eintritt und gekennzeichnet ist durch gestörte kognitive Funktion, Veränderungen von Affekt und Verhalten, verminderte Fähigkeit, mit den Dingen des täglichen Lebens fertigzuwerden und durch das Auftreten von Symptomen, die nicht auf eine Begleiterkrankung zurückzuführen sind [296].

Während die Pathologie des Alterns und die Ätiologie der Zerebralinsuffizienz weitgehend unbekannt sind, gilt eine Beobachtung im Zusammenhang mit der Pathologie dieses Zustandes jedoch als unumstritten. Die herkömmliche Ansicht, daß Zerebralinsuffizienz und zerebrovaskuläre Insuffizienz auf dem Boden der zerebralen Arteriosklerose das gleiche sind, hat sich aufgrund von histopathologischen Gehirnuntersuchungen von Patienten mit klar definierter Zerebralinsuffizienz als Irrtum erwiesen. Autopsien haben gezeigt, daß weniger als 30% der Gehirne solcher Patienten irgendwelche Anzeichen von zerebrovaskulärer Arteriosklerose hatten. Das Schwergewicht der Befunde spricht klar dafür, daß der zerebrale Alterungsprozeß in den meisten Fällen nichtvaskulären Ursprungs ist [288, 289].

Unter den Secalealkaloiden hat sich Dihydroergotoxin bei der Zerebralinsuffizienz als therapeutisch besonders wirksam erwiesen.

Auf der morphologischen, metabolischen und elektrophysiologischen Ebene sind die zerebralen Wirkungen von Dihydroergotoxin bei einer Reihe von Versuchstieren erforscht worden (s. auch Kapitel über Wirkungen auf das Zentralnervensystem) [53, 79, 116–118, 138–141, 191, 192, 194, 196, 281].

Beim Menschen können jedoch viele der bei Versuchstieren angewendeten Methoden nicht verwandt werden. Dieses Kapitel wird sich mit den Ergebnissen klinisch-pharmakologischer Untersuchungen über die Wirkung von Dihydroergotoxin bei Patienten mit Zerebralinsuffizienz auseinandersetzen. Dabei wurden ganz verschiedene Forschungsmethoden angewandt, wie die Messung von Hirndurchblutung und -stoffwechsel oder die Verwendung von klinischen Beurteilungsskalen, psychometrischen Tests und Elektroenzephalographie.

Hirndurchblutung

Eine große Zahl von Untersuchungen [4, 109, 130, 134–136, 168, 179, 199, 200, 215] über Hirndurchblutung und Sauerstoffverbrauch hat gezeigt, daß es bei normaler geistiger Aktivität zu diskreten regionalen Kreislaufveränderungen kommt und daß Patienten mit Zerebralinsuffizienz besonders in der grauen Substanz umschriebene Störungen der Hirndurchblutung haben können. Zwischen dem Ausmaß der geistigen Störung und den Veränderungen der Durchblutung wurde eine Korrelation beobachtet [128, 203, 215]. Weiterhin war der zerebrale Sauerstoffverbrauch bei älteren Menschen mit Zeichen der Zerebralinsuffizienz um 20–40% niedriger als bei jungen Menschen [164], und die auf diese Weise nachgewiesene Störung des Hirnstoffwechsels gilt als wesentliche Ursache für die Veränderungen der Hirndurchblutung [134, 215].

Bei geriatrischen Patienten mit Symptomen einer Alterszerebralinsuffizienz erhöhte Dihydroergotoxin in einer täglichen Dosierung von 0,3 mg i. m. (5–40 Tage lang) die Hirndurchblutung um 61% und den zerebralen O_2-Verbrauch um 44%, während der zerebrale Gefäßwiderstand um 39% vermindert war [129].

Die akute Wirkung einer langsamen i. v.-Infusion von 0,9 mg Dihydroergotoxin war ähnlich: In einer Untersuchung [98] stiegen die Hirndurchblutung um 33% und der zerebrale O_2-Verbrauch um 24%, und der zerebrale Gefäßwiderstand fiel um 33%, während die entsprechenden Werte einer anderen Untersuchung [68] 24%, 24% und 56% betrugen. Im Gegensatz zu diesen Befunden konnten andere Akutversuche keine Wirkung des parenteral verabreichten Dihydroergotoxin auf die Hirndurchblutung bei alten [109, 110] und bei Schlaganfall-Patienten [180] nachweisen.

In einer Doppel-Blindstudie, die mit Radiozirkulographie bei geriatrischen Patienten mit Zerebralinsuffizienz mit Dihydroergotoxin (4,5 mg/Tag p. o. 6 Wochen lang) gegenüber einem Plazebo durchgeführt wurde, war die zerebrale Zirkulationszeit nach Behandlung mit Dihydroergotoxin um 24% vermindert, was auf einen sogar noch größeren Anstieg der Hirndurchblutung hinweist. Dieser Befund korrelierte gut mit einer Besserung des gleichzeitig registrierten EEG und des klinischen Zustands der Patienten [128]. In einer anderen Studie wurden gleichzeitig mit der Radiozirkulographie und der klinischen Beurteilungsskala "Sandoz Clinical Assessment Geriatric Scale" (SCAG, siehe unten) zerebrale Zirkulationszeit und klinischer Zustand von 36 Patienten mit Alterszerebralinsuffizienz vor und nach oraler Gabe von 1 mg Dihydroergotoxin 4 × täglich über 4 Wochen und anschließend 1 mg 3 × täglich über 8 Wochen untersucht [203]. Die zerebralen Zirkulationszeiten und die symptomatische Besserung korrelierten gut miteinander: Bei Patienten mit normaler Durchblutung besserte Dihydroergotoxin die klinische Symptomatik, ohne die zerebrale Zirkulationszeit zu beeinflussen, wogegen die Kreislaufzeiten von Patienten mit leicht verminderter Durchblutung parallel zur Besserung der klinischen Symptome normalisiert wurden. Bei Patienten mit schlechter Durchblutung besserten sich klinische Symptome und zerebrale Zirkulationszeit deutlich. Die verbesserte

Durchblutung wurde der erhöhten neuronalen Stoffwechselaktivität zugeschrieben.

In einer 15 Monate dauernden prospektiven Doppelblindstudie wurden an 100 geriatrischen Patienten mit Alterszerebralinsuffizienz [160] psychometrische Tests, Radiozirkulographie und EEG-Aufzeichnungen verwandt, um die Wirkungen von Dihydroergotoxin (4,5 mg/Tag p. o.) und Plazebo nach 6 und 15 Monaten zu prüfen. Die Ausgangswerte der zerebralen Zirkulationszeiten waren in beiden Gruppen pathologisch verlängert. Bei den Patienten, welche die Wirksubstanz erhielten, verkürzte sich die zerebrale Zirkulationszeit nach 6 Monaten um 8% (p < 0,01), und diese Besserung hielt auch nach 15 Monaten noch an. In der Plazebogruppe verlängerte sich die zerebrale Zirkulationszeit zunehmend (+8% nach 6 Monaten, +12% nach 15 Monaten, p < 0,001).

Klinische Beurteilungsskalen

Für die geriatrische Anwendung müssen eigene klinische Beurteilungsskalen erarbeitet werden, die der beträchtlichen Schwankungsbreite im Alter Rechnung tragen. Die Sandoz-Skala für die klinisch-geriatrische Beurteilung (Sandoz Clinical Assessment Geriatric Scale, SCAG, s. Tabelle 7 [296] wurde für die speziellen Bedürfnisse der klinischen Pharmakologie im Alter entwickelt.

Wie eingehendes Literaturstudium erbrachte, glaubte man, die klinischen Symptome der Zerebralinsuffizienz i. allg. in drei Kategorien einstufen zu können: Störung der kognitiven Funktion, Veränderungen der Grundstimmung und Verhaltensstörungen. Es gab jedoch keine Übereinstimmung über die einzelnen Symptome, die zu jeder der drei Kategorien gehören. Um Klarheit zu gewinnen, wurden vorläufige Skalen geprüft, und schließlich wurde die SCAG-Skala entwickelt, die 18 Symptome beinhaltet, die das Syndrom „Zerebralinsuffizienz" treffend beschreiben dürften. Diese Beurteilungsskala wurde verschiedentlich angewendet und auf ihren Wert und ihre Zuverlässigkeit für die Beurteilung

Tabelle 7. Sandoz Clinical Assessment Geriatric Scale (SCAG-Skala) [296]. *Beurteilung des klinischen Zustands. Schweregrade:* 1 = nicht vorhanden; 2 = sehr gering; 3 = gering; 4 = gering bis mittelschwer; 5 = mittelschwer; 6 = schwer; 7 = sehr schwer

Patient Nr.	Beurteilungs-Zeitraum
	Datum

1. Verwirrtheit	Falsche Assoziationen in Bezug auf die Umgebung, Personen und Zeit: „Kommt nicht draus". Verlangsamung der Denkprozesse, Schwierigkeiten im Verstehen, Erkennen und Denken. Desorganisiertes Denken. Einstufung nach dem Verhalten und den Reaktionen des Probanden im Interview und nach gemeldeten Vorkommnissen seit dem letzten Interview
2. Herabgesetzte geistige Klarheit	Verringerung der Aufmerksamkeit, Konzentration, Reaktionsbereitschaft, Lebhaftigkeit und Klarheit der Gedanken, Beeinträchtigung der Urteils- und Entscheidungsfähigkeit. Einstufung aufgrund der Beantwortung strukturierter Fragen im Interview
3. Beeinträchtigung des Frischgedächtnisses	Reduzierte Erinnerungsfähigkeit für kürzliche und für den Probanden wichtige Ereignisse, z. B. Besuche von Verwandten, Art der letzten Mahlzeit, wesentliche Änderungen in der Umgebung, eigene Tätigkeiten. Einstufung aufgrund zutreffender strukturierter Fragen und nicht aufgrund gemeldeter Leistung
4. Orientierungs-Störung	Gestörte Orientierung in Raum und Zeit, Verkennung von Personen und von sich selbst. Beurteilung nur aufgrund von Äußerungen im Interview
5. Depressive Verstimmung	Niedergeschlagen, verzagt, hilflos, hoffnungslos. Grübeln über Versagen oder Vernachlässigung durch Familienangehörige und Freunde. Hypochondrisches Grübeln, funktionelle somatische Beschwerden, frühes Erwachen. Beurteilung aufgrund von Äußerungen des Probanden, seines Benehmens und Verhaltens
6. Stimmungslabilität	Labile und unangemessene emotionale Reaktionen wie Lachen und Weinen oder andere übertriebene positive und negative Reaktionen in Situationen, die laut Beurteilung des Untersuchers dazu keinen Anlaß bieten

Tabelle 7 (Fortsetzung)

Patient Nr.	Beurteilungs-Zeitraum
	Datum

7. *Fehlende Selbständigkeit, Körperpflege*	Beeinträchtigte Fähigkeit zur persönlichen Hygiene, sich anzukleiden, zu kämmen, zu essen, allein sich zurechtfinden. Beurteilung aufgrund des Verhaltens des Probanden in der Interview-Situation und außerhalb dieser, aber nicht aufgrund von Angaben des Probanden selbst
8. *Ängstlichkeit*	Kummer, Besorgnis, übermäßiges Besorgtsein um Gegenwart und Zukunft, Ängste. Klagen über funktionelle somatische Symptome wie Druck im Kopf, trockenen Mund usw. Einstufung aufgrund des subjektiven Empfindens des Probanden und aufgrund körperlicher Symptome wie z. B. Zittern, Seufzen, Schwitzen usw. falls vorhanden
9. *Fehlende Motivation, Initiative*	Fehlender spontaner Antrieb, etwas zu beginnen oder durchzuführen, z. B. eine Aufgabe, tägliche Pflichten oder persönliche Angelegenheiten. Beurteilung aufgrund des beobachtenden Verhaltens, nicht aufgrund der Angaben des Probanden
10. *Reizbarkeit, Mißmut*	Verdrießlich, kratzbürstig, leicht enttäuscht. Geringe Belastbarkeit bei Schwierigkeiten. Einstufung nach Angaben des Probanden und seines Verhaltens im Interview
11. *Feindseligkeit*	Verbale Aggressivität, Groll, Verachtung, Streitsucht, Angriffslust. Einstufung nach dem Eindruck des Benehmens und des Verhaltens des Probanden anderen gegenüber
12. *Aufdringlichkeit*	Häufige unnötige Bitten um Rat oder Hilfe, Einmischung in die Angelegenheiten anderer, Unruhe. Beurteilung nach dem Verhalten innerhalb und außerhalb der Interview-Situation
13. *Gleichgültigkeit gegenüber der Umgebung*	Mangelndes Interesse an den Tagesereignissen, Zeitvertreib und Umgebung, an denen vorher Interesse bestand, z. B. Nachrichten, Television, Wetter, Lärm. Einstufung nach Aussage des Probanden und beobachtetem Verhalten während und außerhalb der Befragung

Tabelle 7 (Fortsetzung)

Patient Nr.	Beurteilungs-Zeitraum
	Datum

14. *Ungeselligkeit*	Wenig Beziehung zu anderen, unfreundlich, abweisend gegenüber gesellschaftlichen und gemeinschaftlichen Zusammenkünften. Beurteilung nach beobachtetem Verhalten und nicht aufgrund der eigenen Eindrücke des Probanden
15. *Unkooperatives Verhalten*	Wenig Bereitschaft zur Befolgung von Instruktionen oder Bitten zur Zusammenarbeit. Unwillig erbrachte Leistungen, Verdruß gegenüber und wenig Rücksichtname auf andere. Einstufung nach Verhalten und Reaktionen bei der Befragung und auch außerhalb der Befragungssituation
16. *Müdigkeit*	Träge, gleichgültig, müde, überdrüssig, erschöpft, erledigt. Einstufung nach Äußerungen des Probanden und beobachteten Reaktionen in normalen täglichen Aktivitäten außerhalb der Befragungssituation
17. *Appetitlosigkeit*	Abneigung gegen Essen, ungenügende Nahrungsaufnahme, Gewichtsverlust, die eine Zusatzernährung nötig machen. Beurteilung aufgrund des beobachteten Verhaltens zur Ernährung, aufgrund der nötigen Ermunterungen zum Essen, aufgrund des Gewichtsverlustes
18. *Schwindel*	Außer echtem Vertigo sollen hier auch momentane Unsicherheiten der Bewegung, Gleichgewichtsstörungen, subjektives Empfinden von Benommenheit, „wirr im Kopf" (aber nicht Kopfschmerz) berücksichtigt werden. Beurteilung laut Befund bei der körperlichen Untersuchung sowie auch laut Angaben des Probanden
19. *Gesamteindruck des Arztes*	Bewerten Sie bitte den Allgemeinzustand des Probanden unter Berücksichtigung seiner körperlichen, seelischen und geistigen Verfassung, sowie auch aller klinischer Erfahrungen und Beobachtungen bis zu diesem Zeitpunkt.
Initialen des Beurteilers	

psychopathologischer Veränderungen im Alter [268] und auch auf ihre Empfindlichkeit bei den oft nur diskreten Veränderungen bei der Pharmakotherapie im Alter geprüft. Die SCAG-Skala wurde auch bei einem ausgedehnten Programm, bei dem es um die Dihydroergotoxin-Wirkungen ging, eingesetzt.

Es gibt in der Geriatrie noch andere Beurteilungsskalen [46, 166, 167, 228]. Im Gegensatz zur SCAG-Skala decken aber nur wenige das ganze Spektrum der üblichen Symptome ab.

In den letzten 10 Jahren wurden mit Dihydroergotoxin zahlreiche klinisch-pharmakologische Untersuchungen über den Einfluß von Secalealkaloiden bei Patienten mit Zerebralinsuffizienz durchgeführt [14, 17, 20, 73, 76, 95, 96, 99, 131, 147, 169, 178, 209, 225, 233, 234, 239, 240, 271, 287, 292, 309, 311, 312]. Die meisten Untersuchungen waren kontrollierte Doppelblindstudien mit Parallel-Behandlungsgruppen. Hierzu wurde die SCAG-Skala oder eine Variante davon als Hauptbeurteilungsparameter für den klinischen Therapieerfolg verwendet. Aufbau und Ergebnisse einiger dieser Untersuchungen sind auf den Tabellen 8 und 9 zusammengefaßt.

In einer weiteren Gruppe von Untersuchungen [6, 7, 114, 235, 258] wurden andere Beurteilungsskalen benutzt.

Wie aus Tabelle 8 ersichtlich, waren die klinischen Ergebnisse nach 3 mg Dihydroergotoxin sublingual täglich, verabreicht in einem Zeitraum von 12 Wochen, meist signifikant besser als nach Kontrollmedikation (Plazebo oder Papaverin). Dies gilt sowohl für die einzelnen Items der SCAG als auch für die Gesamtbeurteilung.

Abbildung 13 zeigt den zeitlichen Verlauf des Behandlungsergebnisses für eine Reihe von Symptomen. Während die Besserung nach Dihydroergotoxin über den Behandlungszeitraum von 12 Wochen kontinuierlich fortschreitet, setzt sich die geringe initiale Besserung nach Plazebo nicht weiter fort oder schwindet sogar wieder nach höchstens 6 Wochen [234]. In einer anderen Untersuchung [96] wurde in der Dihydroergotoxin-Gruppe in der 12. Woche eine signifikante Besserung ($p < 0{,}05$ oder $< 0{,}01$) bei 16 von 18 SCAG-

Tabelle 8. Zusammenfassung von klinisch-pharmakologischen Doppelblindstudien aus den USA, in denen die SCAG-Skala oder eine wenig modifizierte Form verwendet wurde [296]

Untersucher	Art der Studie		Kontroll-medikation	Dihydroergo-toxinmesylat	Dauer der Studie	Pat.-Zahl am Ende der Studie	Anzahl der Symptome mit besserem Ansprechen auf Dihydroergotoxin als Kontrollmedikation		Sig. bessere Gesamt-beurteilung (0,05)
	Stat. Pat.	Amb. Pat.	Dosierung	Dosierung	Wochen		Besserungs-tendenz auf Dihydro-ergotoxin	Signif.* Unter-schiede (0,05 oder besser)	
JENNINGS [147]	×		Plazebo	1 mg 3 × tägl.	12	50	17/17	8/17	S
RAO u. NORRIS [234]			Plazebo	1 mg 3 × tägl.	12	59	14/16	12/18	S
WINSLOW [311]	×		Plazebo	1 mg 3 × tägl.	12	50	19/19	15/19	S
GAITZ u. VARNER [95]			Plazebo	1 mg 3 × tägl.	24	47	17/18	9/18	Grenzwertig
BAZO [20]	×		Papaverin HCl 100 mg 3 × tägl.	1 mg 3 × tägl.	12	36	13/17	4/17	NS

* In keiner Studie war das Ergebnis nach Kontrollmedikation signifikant besser

Tabelle 8 (Fortsetzung)

Untersucher	Art der Studie		Kontroll-Medikation	Dihydroergotoxinmesylat	Dauer der Studie	Pat.-Zahl am Ende der Studie	Anzahl der Symptome mit besserem Ansprechen auf Dihydroergotoxin als auf Kontrollmedikation		Sig. bessere Gesamtbeurteilung (0,05)
	Stat. Pat.	Amb. Pat.	Dosierung	Dosierung	Wochen		Besserungstendenz auf Dihydroergotoxin	Signif.* Unterschiede (0,05 oder besser)	
ROSEN [240]	×		Papaverin 100 mg 3 × tägl.	1 mg 3 × tägl.	12	53	15/15	13/15	S
NELSON [209]	(30)	(15)	Papaverin 100 mg 3 × tägl.	1 mg 3 × tägl.	12	45	15/15	14/15	S
EINSPRUCH [76]	×		Pavabid** 150 mg 2 × tägl.	1 mg 3 × tägl.	12	39	17/18	6/18	NS
WINSLOW [312]	×		Pavabid** 150 mg 2 × tägl.	1 mg 3 × tägl.	12	53	18/18	17/18	S

* In keiner Studie war das Ergebnis nach Kontrollmedikation signifikant besser
** Papaverin retard

Tabelle 9. Zusammenfassung von neueren klinisch-pharmakologischen Doppelblindstudien aus Europa und Kanada, in denen die SCAG- oder eine ähnliche Skala benutzt wurde

Untersucher	Art der Studie		Kontroll-medikation	Dihydroergo-toxinmesylat Dosierung	Dauer der Studie Wochen	Pat.-Zahl am Ende der Studie	Anzahl der Symptome mit signif. besserem Ansprechen auf Dihydro-ergotoxin als auf Kontroll-medikation	Bemerkungen
	Stat. Pat.	Amb. Pat.						
BARGHEON [17]	x		Plazebo	1,5 mg 3 × tägl.	12	109	13/17	Adaptation SCAG
McCONNACHIE [178]	x		Plazebo	1,5 mg 3 × tägl.	12	52	17/22	Modifizierte SCAG
REHMANN* [235]	x		Plazebo	1,5 mg 3 × tägl.	12	30	5/10	Crichton Scala
THIBAULT [287]	x		Plazebo	1,5 mg 3 × tägl.	12	48	13/18	Modifizierte SCAG
PAUX et al. [225]	x		Plazebo	1,5 mg 3 × tägl.	12	49	5/13	Gekürzt SCAG
ARRIGO et al. [7]	x		Plazebo	1,5 mg 3 × tägl.	12	20	5/18	Modifizierte SCAG

* Zweite Untersuchung dieser Publikation

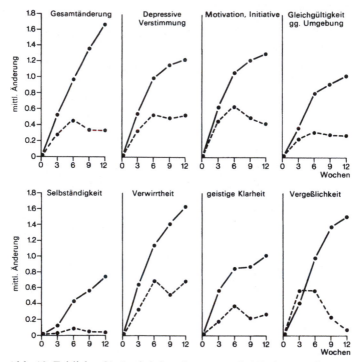

Abb. 13. Zeitlicher Verlauf einiger Symptome bei Patienten, die 1 mg Dihydroergotoxinmesylat 3 × tägl. sublingual ($n = 29$, ●——●) oder Plazebo ($n = 28$, ●---●) erhielten. Doppelblindstudie mit einer 7-Punkte-Beurteilungsskala, ähnlich der SCAG. Angegeben sind die mittleren Änderungen. Mittleres Alter = 78 Jahre [234]

Items im Vergleich zum Ausgangswert beobachtet, in der Plazebo-Gruppe dagegen nur bei 11 von 18 Items. Nach 24 Wochen waren bei Patienten der Dihydroergotoxin-Gruppe 15 von 18 Items gebessert und nur 2 von 18 in der Plazebo-Gruppe. Diese Ergebnisse legen nahe, daß bei dieser Art von Patienten Plazebo-Effekte erheblich sein können, daß sie allerdings nicht lange anhalten. Darüber hinaus ergab eine statistische Analyse, daß die Wirkung des Dihydroergotoxin auf kognitive Funktionen nicht bloß aus der verbesserten Grundstimmung der Patienten resultiert.

Tabelle 9 zeigt Untersuchungsergebnisse von ähnlichen Studien, wie auf Tabelle 8 dargestellt, mit dem Unterschied, daß eine andere Dihydroergotoxin-Dosierung, nämlich 1,5 mg 3 × täglich, verwendet wurde.

Psychometrische Tests

Eine ganze Anzahl von psychometrischen Tests wurde entwickelt, um die bei klinischenUntersuchungen typische Subjektivität möglichst gering zu halten. Jeder Test mag verwertbare Auskunft über psychomotorische und intellektuelle Funktionen junger und alter Menschen geben. Jedoch ist ein einzelner Test nicht umfassend und empfindlich genug, um die feinen Veränderungen der Zerebralinsuffizienz nachzuweisen. Daher wird eine ganze Reihe solcher Tests verwendet. Bei Dihydroergotoxin-Untersuchungen wurden sie in Verbindung mit neuropsychiatrischer Untersuchung [126], Radiozirkulographie und Elektroenzephalographie [160] oder Radiozirkulographie, EEG und psychologischen Tests [127] angewendet. Eine typische psychometrische Testreihe ist im "Nürnberger Altersinventar" (NAI) enthalten, das z. B. den Test „Zahlennachsprechen" (modifiziert nach WECHSLER), den Labyrinth-Test (nach CHAPUIS), den BENTON-Test, den Mosaik-Test (nach WECHSLER) und den Zahlensymboltest (modifiziert nach WECHSLER) umfaßt [160].

Elektroenzephalographie

Neue und verfeinerte Computermethoden zur Quantifizierung des EEGs haben ein neues Gebiet zur Erforschung der Hirnfunktion eröffnet. Noch bevor Computermethoden routinemäßig angewendet wurden, hatten viele Autoren eine Beziehung zwischen Änderungen der Frequenzverteilung im EEG-Spektrum und dem Alterungsprozeß beobachtet [100, 115, 181, 188, 206, 212–214, 216]. Fortschreitende Verlangsamung der α-Frequenzen – besonders der dominanten Frequenz – ist der häufigste Befund beim Altern, neben einer relativen Abnahme der Energie des α-Bandes (s. Abb. 14 und 15

61

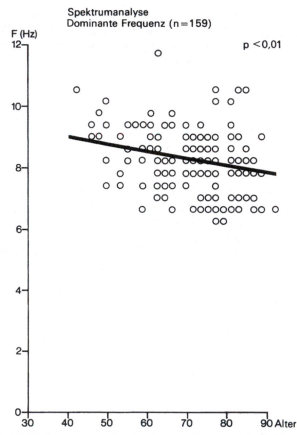

Abb. 14. Verlangsamung der dominanten Frequenz in Abhängigkeit vom Alter. Spektrumanalyse eines über 3 min abgeleiteten Ruhe-EEGs (Ableitung O_2–C_z) bei 159 Patienten [186]

[186]). Hohe Frequenzen (β-Wellen) sind kein typischer Befund im EEG des hohen Alters, jedoch schwankt der Befund abhängig vom Alter und geistigen Zustand. Weil hohe Aktivität im Frühstadium des Alterns hauptsächlich bei geistig noch sehr regen Menschen beobachtet wird, kann ihr Vorkommen im EEG eines alten Menschen wohl als positives Zeichen angesehen werden [213].

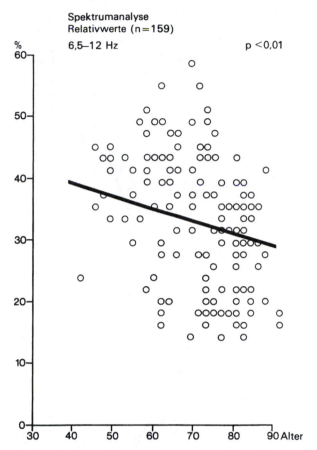

Abb. 15. Relative Verminderung des α-Anteils (6,5–12 Hz) im EEG mit fortschreitendem Alter [186]. Methodik s. Abb. 14

Beobachtungen, die sich auf quantitative Computer-Methoden der EEG-Analyse stützen (Spektrum-Analyse und iterative Intervallanalyse) haben die früheren Befunde voll bestätigt [185, 186, 256]. Zusätzlich zur verlangsamten dominanten α-Frequenz und einer verminderten relativen Energie des α-Bandes, ist die prozentuale Aktivität im unteren β-Bereich (12–25 Hz) vermindert und gleichzeitig die Intensität

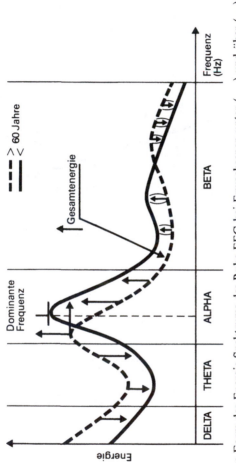

Abb. 16. Mittlere Form des Energie-Spektrums des Ruhe-EEG bei Erwachsenen unter (——) und über (---) 60 Jahren. Die Pfeile deuten Richtungsverschiebungen des Energie-Spektrums vom EEG an, die nach Gabe einer bei Alterszerebralinsuffizienz wirksamen Substanz zu erwarten wären [186]

des delta- (1–3,5 Hz), theta- (3,5–6,5 Hz) und höheren β-Bereichs (30–40 Hz) verstärkt. Abbildung 16 zeigt diese, mit fortschreitendem Alter auftretenden Veränderungen des EEGs und ferner diejenigen Wirkungen, die man von Substanzen erwarten könnte, die bei der Alterszerebralinsuffizienz klinisch wirksam sind [186].

Die Annahme, daß das EEG als Maß für die therapeutische Wirkung einer Substanz dienen könnte, wurde durch mehrere Doppelblindstudien mit Dihydroergotoxin bestätigt [7, 104, 127, 160, 185–187, 309], in denen seine Wirkung auf das EEG und den klinischen Zustand gleichzeitig untersucht wurde. Bei 44 älteren Patienten mit klinischen und EEG-Zeichen von Alterszerebralinsuffizienz wurde die Wirkung von Dihydroergotoxin auf EEG, zerebrale Zirkulationszeit, kognitive Fähigkeiten, Verhalten und Stimmungslage in einer Plazebo-kontrollierten Doppelblindstudie untersucht [128]. Im Vergleich zur Plazebo-Gruppe waren nach 6 Wochen Behandlung die dominante α-Frequenz und der α-Index signifikant erhöht, und die langsamen theta- und delta-Frequenzen vermindert. Eine gleichzeitige Besserung der geistigen Leistungsfähigkeit und der Verhaltensstörung, beurteilt anhand von psychometrischen Tests und einer Verhaltensskala, war in der Verum-Gruppe ausgeprägter als in der Plazebo-Gruppe. Es zeigte sich eine gute Übereinstimmung zwischen der Wirkung des Dihydroergotoxin auf das EEG und dem durch Radiozirkulographie (zerebrale Zirkulationszeit) nachweisbaren Effekt.

Diese Befunde stimmen mit denen aus einer anderen Untersuchung [258] überein, in welcher die Wirkung von Dihydroergotoxin auf die klinische Symptomatik und das EEG bei nicht-psychotisch erkrankten aber geistig beeinträchtigten geriatrischen Patienten untersucht wurde; 22 randomisierte Patientenpaare (mittleres Alter 78,7 Jahre), die bezüglich Geschlecht, Alter und früherem Beruf vergleichbar waren, erhielten unter Doppelblindbedingungen drei Monate lang 4,5 mg Dihydroergotoxin/Tag oral bzw. ein Plazebo. Von 21 gemessenen klinischen Parametern waren nach Dihydroergotoxin 13 signifikant gebessert gegenüber 2 nach Pla-

Tabelle 10. Beziehung zwischen Besserung (+) und keiner Besserung (0) von klinischen Symptomen einerseits und EEG andererseits bei den gleichen Pat. nach 12 Wochen Behandlung mit 4,5 mg Dihydroergotoxinmesylat täglich bzw. mit Plazebo [7]

Korrelation der Parameter	Dihydroergo- toxin	Plazebo
klin. Befund + und EEG +	6	1
klin. Befund + und EEG 0	3	0
klin. Befund 0 und EEG 0	1	9
klin. Befund 0 und EEG +	0	0
Gesamt	10	10

zebo. In der eigentlichen Behandlungsgruppe fand sich eine signifikant größere Zahl Patienten mit einer Verschiebung der dominanten EEG-Frequenz zum schnellen Anteil des Spektrums.

In einer anderen Doppelblindstudie [7] wurden 20 geriatrische Patienten (Alter 55 bis 79 Jahre) mit pathologischem Befund zufällig zwei Gruppen zugeordnet, die 12 Wochen lang entweder 4,5 mg Dihydroergotoxin/Tag oral oder ein Plazebo erhielten. Die Korrelation zwischen klinischer Symptomatik und EEG am Ende der Behandlung ist auf Tabelle 10 dargestellt. Beim Vergleich der beiden Behandlungsgruppen zeigte sich eine Korrelation zwischen vermehrtem Auftreten schnellerer Frequenzen im α-Band und der symptomatischen Besserung.

Ähnlich gut war die Korrelation zwischen klinischer Besserung (18 Parameter) und EEG-Veränderungen (Beschleunigung und größere Amplitude der dominanten Frequenz) in einer weiteren Plazebo-kontrollierten Doppelblindstudie [104] an geriatrischen Patienten, die 4,5 mg Dihydroergotoxin/Tag oder Plazebo erhielten [104]. Die Veränderungen waren nach 4 und 6 Monaten Behandlung deutlicher als nach 2 Monaten.

Bei 28 wegen eines vorausgehenden Schlaganfalls stationären männlichen Patienten im Alter von 55–79 Jahren (im Mittel 68 Jahre) wurde die Wirkung von 1 mg Dihydroergotoxin sublingual 3 × täglich (16 Patienten), verabreicht über 6 Wochen unter Doppelblindbedingungen, auf das EEG und den klinischen Zustand mit der Plazebowirkung (12 Patienten) verglichen [309]. Alle Patienten hatten Symptome und Anzeichen für kognitive, emotionale und Verhaltensstörungen, die auf das Altern zurückzuführen waren; bezüglich ihrer neurologischen Ausfälle waren sie stabil. Die SCAG-Skala, ferner eine Beurteilungsskala für den neurologischen Status, eine Gesamtbeurteilung und eine EEG-Untersuchung wurden vor der Behandlung und nach 3 und 6 Wochen durchgeführt. Bei den mit Dihydroergotoxin behandelten Patienten zeigte das EEG signifikant häufiger schnellere Frequenzen im α-Band des EEG-Musters als bei Plazebo-behandelten Patienten. Ähnlich besserte sich das symptomatische Bild bei der Dihydroergotoxin-Gruppe prozentual signifikant häufiger als bei der Plazebo-Gruppe. Darüber hinaus war bei den mit Dihydroergotoxin behandelten Patienten die gleichzeitige Besserung der EEG-Veränderungen und der klinischen Symptomatik immer häufiger als bei Patienten, die Plazebo erhielten.

In einer Doppelblindstudie an 16 Patienten, die zufällig einer Dihydroergotoxin-Gruppe (1,5 mg per os 3 × täglich über 12 Wochen) bzw. einer Plazebo-Gruppe zugeordnet wurden, zeigte der Besserungsverlauf unter Dihydroergotoxin einen klaren zeitlichen Zusammenhang in bezug auf das EEG und die klinische Symptomatologie [187].

In einer prospektiven Doppelblindstudie [160], die bei älteren Patienten mit Zerebralinsuffizienz über 15 Monate durchgeführt wurde, bestand die EEG-Besserung in der Dihydroergotoxin-Behandlungsgruppe (4,5 mg täglich p. o.) in einer deutlichen Energiezunahme im 8–10 Hertz-Band der α-Frequenz. Dieser Befund war von einer verkürzten zerebralen Zirkulationszeit und einer Besserung in psychometrischen Tests begleitet.

Biopharmazeutische Gesichtspunkte

Biopharmazeutische Gesichtspunkte umfassen Bioverfügbarkeit, Resorption, Verteilung, Stoffwechsel und Ausscheidung des Pharmakons. Die allgemeinen biopharmazeutischen Gesichtspunkte, die von Interesse sind, wurden an anderer Stelle diskutiert [75].

Secaleverbindungen sind vom biopharmazeutischen Gesichtspunkt her eine besondere und interessante Gruppe. Die meisten von ihnen sind stark wirksam, was bedeutet, daß sie in niedriger Dosierung verabreicht werden. Die folglich sehr niedrigen Konzentrationen im Organismus schaffen analytische Probleme. Entsprechend sind Daten über Bioverfügbarkeit von Secaleverbindungen relativ rar.

Die wichtigsten analytischen Hilfsmittel, die zur biopharmazeutischen Untersuchung der Secaleverbindungen zur Verfügung stehen, sind radioaktiv markierte Verbindungen, die ihrerseits methodische Schwierigkeiten bezüglich ihrer radiochemischen Reinheit, Stabilität der Markierung und der Beziehung zwischen gemessener Radioaktivität und Wirkstoffkonzentration aufwerfen.

Bioverfügbarkeit

Bezüglich der Absorption und Ausscheidung können die Secaleverbindungen in drei Klassen unterteilt werden: Ergolene, Lysergsäure und ihre Derivate und Peptidalkaloide. Zwischen den einzelnen Secaleverbindungen gibt es beträchtliche Unterschiede. Die Bioverfügbarkeit der Peptidalkaloide ist geringer als die der anderen zwei Gruppen.

Pharmakokinetik

Obwohl bisher wenig über die Verteilung der Secalepeptidalkaloide im Gewebe und in den Organen veröffentlicht wurde, gibt es einige Ergebnisse über das Dihydroergotoxin und seine Bestandteile.

Mit Methoden, die auf Bioassays beruhen, konnte bei Kaninchen gezeigt werden, daß Dihydroergokryptin in Leber, Nieren, Milz und Muskel in Mengen vorkommt, die im Verhältnis zu den niedrigen Blutkonzentrationen relativ groß sind. Eine Dosis von 20 mg/kg Dihydroergocornin verteilte sich rasch, und die α-blockierende Wirkung des Secalealkaloids fand sich in abnehmender Reihenfolge in Leber, Nieren, Lunge, Milz und Skelettmuskel [245]. Nach 16 Std war keine aktive Substanz mehr nachweisbar. Nach 60 min stieg die Konzentration besonders in den exkretorischen Organen an, also in der Leber und – viel geringer – in den Nieren [246].

Bei narkotisierten Katzen [249] hatte eine intraduodenale (56 µg/kg) oder intraportale (14 µg/kg) Gabe von Dihydroergotoxin die gleiche adrenalinhemmende Wirkung (α-Blockade) auf die Nierengefäße wie eine i.v.-Gabe von 7 µg/kg Körpergewicht. Dies wies auf eine enterale Resorptionsquote von etwa 25% hin, jedoch wurde die Hälfte der aktiven Substanz während der ersten Leberpassage zurückgehalten. Wurden 14 µg/kg Dihydroergotoxin in die A. brachialis injiziert, entsprach die Wirkung einer i.v. Dosis von 7 µg/kg Körpergewicht. Im Verhältnis zum Gewebegewicht, das durch die A. brachialis versorgt wird, speicherte die Leber mehr aktive Substanz als die Extremität pro Gewichtseinheit. Somit spielt die Leber bei der Verfügbarkeit des Dihydroergotoxin eine wesentliche Rolle. Auch die Verteilung von markiertem Ergotamin und Dihydroergotoxin in Geweben und Organen wurde bei Ratten untersucht [150, 151]: Nach i.v. Injektion von 1,0 resp. 1,5 mg/kg fand sich ein ziemlich großer Teil der Radioaktivität in der Leber, Lunge und in den Nieren. Die Secalepeptidalkaloide haben, anders als die Ergolene und LSD-Derivate nur sehr niedrige Plasmaspiegel.

Die pharmakokinetischen Daten von Secalealkaloid-Untersuchungen am Menschen zeigen einige interessante gemeinsame Merkmale. Die Resorption erfolgt rasch und die Ausscheidung geschieht in zwei Phasen mit einer kurzen α- und einer längeren β-Halbwertszeit. Das Ausmaß der Resorption, die maximale Plasmakonzentration und die Menge des im Urin und Stuhl ausgeschiedenen Tracers verhalten sich jedoch unterschiedlich.

Die Kinetik von Tritium-markierten hydrierten Peptidalkaloiden wurde untersucht [2]. Die Ergebnisse sind auf Tabelle 11 zusammengefaßt.

Es ist bemerkenswert, daß es nur wenige geringe Unterschiede bei Kinetikparametern der verschiedenen Substanzen gibt. Im allgemeinen waren die Halbwertszeiten für die Resorption kurz (0,3 Std), wobei allerdings längere Zeiten beim (^{3}H)-Dihydroergotoxin (0,5 Std) und (^{3}H)-Dihydroergonin (0,8 Std) gefunden wurden. Die Resorptionsraten der verschiedenen tritiummarkierten hydrierten Secalepeptidalkaloide schwankten zwischen 11% und 30%. Aus dem Harn wurden die Ausscheidungshalbwertszeiten einiger dihydrierter Alkaloide berechnet. Sie erwiesen sich bei oraler und i.v. Gabe als identisch. Die Ergebnisse wurden für Dihydroergotoxin bei gesunden Probanden bestätigt, die Dihydroergotoxin oral als Lösung oder Tabletten (Handelspräparat) und als i.v. Infusion [171] erhielten. Nach Infusion wurden 8,5% in 72 Std renal ausgeschieden. Per os Gabe der Lösung und Tabletten ergab Werte von 1,8% bzw. 2,1%, einer Resorptionsquote von 21% bzw. 24% entsprechend. Die relative Bioverfügbarkeit der im Handel erhältlichen Tabletten ist daher die gleiche wie die der Lösung.

Übereinstimmend mit der ziemlich langen Halbwertszeit der β-Eliminierung ergab sich nach i.v. Gabe von Dihydroergotoxin eine Wirkdauer von mindestens 8 Std, beurteilt am EEG [257].

Eine physikochemische Eigenschaft der Secalealkaloide, die ihre enterale Resorption beeinflussen kann, ist im wesentlichen die H-Ionen Konzentration: Zwei für die Resorption wichtige Eigenschaften sind nämlich die Ionisation der Ver-

Tabelle 11. Kinetikparameter von hydrierten Secalealkaloiden beim Menschen [2]

Secalealkaloide	t max (h) p.o. Zeit bis max. Plasmaspiegel	cp max/1 mg p.o. max. Plasmakonz. (ng-equiv./ml)	Resorption p.o.	Plasma Halbwertszeiten (h) α-Phase		Plasma Halbwertszeiten (h) β-Phase		Kumulierte Urinausscheidung (Cu(∞)) in%		Resorption in% Verhältnis p.o./i.v. Urinausscheidung	Halbwertszeiten (h) aus Urinausscheidung α-Phase		Halbwertszeiten (h) aus Urinausscheidung β-Phase	
				p.o.	i.v.	p.o.	i.v.	p.o.	i.v.		p.o.	i.v.	p.o.	i.v.
[³H]Dihydroergotamin	2,7	0,63	0,32	2,0	1,4	21	20	3,0	10,6	30	2,0	1,7	21	21
[³H]Dihydroergovalin	1,3	0,49	0,35	1,9	1,5	23	27	2,1	19,1	11	2,3	1,4	22	19
[³H]Dihydroergostin	2,3	0,42	–	–	1,5	–	16	2,9	10,7	26	2,7	1,8	23	24
[³H]Dihydroergonin	1,0	0,77	0,84	1,8	1,5	14	14	2,9	18,7	17	1,9	2,0	15	13
[³H]Dihydroergotoxin	3,3	0,50	0,52	4,1	1,5	–	13	2,0	8,4	25	–	–	12	13
[³H]Dihydroergocornin	1,4	0,57	0,32	3,0	2,5	13	17	2,5	10,6	25	3,0	1,8	17	12

bindung und folglich ihre Verteilung zwischen Lipiden und Wasser. Diese Punkte wurden beim Dihydroergotoxin untersucht [315], und die Ergebnisse wurden an anderer Stelle ausführlich diskutiert [75]. Es zeigte sich im wesentlichen, daß Secalepeptidalkaloide sehr schlecht löslich sind und daß sich Löslichkeit und Lipid/Wasserverteilung umgekehrt proportional zum pH verhalten, so daß also die freie Base mit ihrer schlechten Wasserlöslichkeit leichter in die organische Phase aufgenommen wird als das protonengesättigte Molekül. Die Geschwindigkeit, mit der die Base in die lipophile Phase aufgenommen wird, ist konzentrationsabhängig und könnte als geschwindigkeitslimitierender Vorgang eine Größe sein, welche die Resorption von Dihydroergotoxin begrenzt.

Stoffwechsel

Bisher fehlen vollständige Informationen über den biologischen Abbau der Secalealkaloide, im wesentlichen wegen ihrer komplizierten Chemie und ihrer hohen Wirkungskraft, die zur Folge hat, daß niedrige Dosierungen verwendet und daher auch nur niedrige Konzentrationen im biologischen Material erzielt werden.

Pharmakologische Urinuntersuchungen [246] haben gezeigt, daß bei einer Reihe von natürlichen und dihydrierten Peptidalkaloiden nur 1 : 1 000 bis 1 : 10 000 der ursprünglichen i.v. Dosis im Urin als pharmakologisch wirksame Muttersubstanz oder Abbauprodukt erscheinen. Dieser frühe Hinweis auf eine niedrige Ausscheidungsquote im Urin und auf einen intensiven biologischen Abbau wurde durch Untersuchungen ergänzt [198, 211], welche die Galle als Hauptausscheidungsweg für Peptidalkaloide herausstellten. Folglich bezogen sich die meisten Angaben über die Struktur der biliären Ausscheidungsprodukte auf Dihydro-β-ergokryptin, eines der vier Bestandteile des Dihydroergotoxins. Diese Angaben wurden ausführlich in einer Übersicht [75] dargestellt.

Bei den Secalepeptidalkaloiden erfolgt der biologische Abbau fast ausschließlich am Prolinfragment, wohingegen bei den 1-Methylergolinen und Lysergsäurederivaten haupt-

sächlich die Ergolinstruktur den metabolischen Angriffs-
punkt darstellt. Diese Befunde beziehen sich auf Metabolite,
die in der Galle der Ratte ausgeschieden werden. Bei anderen
Tierspezies oder beim Menschen gibt es keine Angaben über
Urinmetabolite und den biologischen Abbau. Der Einfluß
von Strukturveränderungen auf den biologischen Abbau wäre auch deshalb von Interesse, weil viele andere Derivate dieser gleichen chemischen Familie inzwischen synthetisiert
wurden. Es wäre auch lohnenswert zu untersuchen, ob die
Doppelbindung in Stellung 9–10 bei den natürlichen Secalealkaloiden einen Einfluß auf ihren Stoffwechselweg hat.

Toxikologische Aspekte

Viele tierexperimentelle Toxizitätsarbeiten wurden zu einer Zeit durchgeführt, als die Methoden noch nicht weit genug entwickelt waren, um reproduzierbare Ergebnisse zu liefern; allerdings stehen auf dem Gebiet der Fortpflanzungsuntersuchungen jetzt neuere Ergebnisse zur Verfügung. Systematische Analysen von Nebenwirkungen der Secaleverbindungen beim Menschen sind selten. Größtenteils werden in der Literatur Einzelfälle dargestellt, und über Nebenwirkungen des Dihydroergotoxin sind nur äußerst wenige Berichte bekannt.

Akute tierexperimentelle Toxizitätstests zielen darauf ab, die mittlere tödliche Einzeldosis und die klinischen Anzeichen und Auswirkungen der akuten Überdosierung zu bestimmen. Auf Tabelle 12 sind die LD_{50}-Werte des Dihydroergotoxin dargestellt; diese Befunde wurden in den Sandoz-Laboratorien mit der Miller- und Tainter-Methode erhoben [201]. Die Methodik wurde kürzlich in einer Übersicht [112] der Secalealkaloide beschrieben.

Subtoxische und toxische Secaledosen bewirken bei den meisten Säugetierarten gewöhnlich Unruhezustände und Mydriasis, obwohl bei einigen anderen Spezies eine Reihe von Nebenwirkungen auf Secaleverbindungen – aber nicht auf Dihydroergotoxin – beobachtet wurden [112]. Im allgemeinen sind die hydrierten Secaleabkömmlinge weniger toxisch als die natürlichen Alkaloide. Am besten lassen sich die verschiedenen Secalealkaloide beim Kaninchen vergleichen, das die diesbezüglich empfindlichste Spezies darstellt (Tabelle 13). Der Tabelle ist zu entnehmen, daß Dihydroergotoxin einen Platz zwischen den eigenen hydrierten Komponenten einnimmt.

Ältere Tierversuche mit Secalealkaloiden zeigten deutlich zentralnervöse Wirkungen, die aber bei neueren tierexperi-

74

Tabelle 12. LD$_{50}$ von Dihydroergotoxinmesylat bei verschiedenen Spezies [112]

Spezies	Administrationsart	LD$_{50}$ (mg/kg)
Maus	i.v.	180
Maus	s.c.	> 4000
Maus	p.o.	> 1000
Ratte	i.v.	86
Ratte	s.c.	> 2000
Ratte	p.o.	> 1000
Kaninchen	i.v.	18,5
Kaninchen	s.c.	105
Kaninchen	p.o.	> 1000

Tabelle 13. Intravenöse LD$_{50}$-Werte (in mg/kg) beim Kaninchen in der Reihenfolge fallender Toxizitäten [112]

d-Lysergsäure-Diäthylamid	0,305	2-Bromo-α-ergokryptin	12
Ergokryptin	0,34	DH-Ergostin	12,5
β-Ergokryptin	0,78	DH-α-Ergokryptin	14,2
Ergocornin	0,9	DH-Ergotoxinmesylat	18,5
α-Ergokryptin	0,95	DH-Ergonin	19
Ergonin	1,1	DH-Ergovalin	19
Elymoclavin	1,2	DH-β-Ergokryptin	19,5
Ergostin	1,2	DH-Ergokryptin	20
Ergosin	1,23	I-Methylergotamin	21
Ergovalin	1,7	DH-Ergosin	21
Ergocristin	1,9	DH-Methysergid	27
Methylergometrin	2,0	Methysergid	28
Ergotamin	3,0	DH-Ergocristin	33,2
Ergometrin	3,2	DH-Ergocornin	34,5
Ergostinin	5,3	DH-Ergotamin	37
		Lysergsäure	100

mentellen Toxizitätsuntersuchungen wesentlich weniger ausgeprägt waren, vielleicht weil höher gereinigte Substanzen verwendet wurden. In fast allen Fällen besteht die Hauptwirkung in einer Ischämie irgendwo im Organismus. Dagegen haben Dihydroergotoxin und andere hydrierte Verbindungen nachweislich [283] eine schützende Wirkung vor Vasokonstriktion und Gefäßverschluß. Veröffentlichte chronische Toxizitätsstudien mit Dihydroergotoxin beschränken sich auf eine Untersuchung [272], in der Ratten 14 Wochen lang 0,5–1,5 mg/kg täglich s. c. verabreicht wurden und auf eine weitere, in welcher Ratten 4 Wochen lang täglich 1 mg/kg i.v. gegeben wurde [18].

Seit langem ist bekannt, daß Vergiftung mit Secalealkaloiden eine mögliche Ursache für Fortpflanzungsstörungen bei pflanzenfressenden Säugetieren und beim Menschen ist [38, 89, 202]. Die verschiedenen Secalealkaloide wirken unterschiedlich embryotoxisch. Bei Ratten während der zweiten Hälfte der Tragzeit i. p. verabreichtes Ergotoxin verursachte Fruchttod, wogegen ähnliche Dosen Dihydroergotoxin und Methylergometrin keinerlei negative Auswirkungen auf die fötale Entwicklung hatten [275], und auch mit Dihydroergotamin und Dihydroergocornin (einem der Bestandteile des Dihydroergotoxins) wurden keine negativen Auswirkungen bei trächtigen Ratten gefunden [217, 218]. Ganz allgemein ist, wie auf Tabelle 14 dargestellt, die Fähigkeit der 9,10-hydrierten Derivate, die Embryonal- und Fötalentwicklung zu beeinträchtigen, gering [111]. Die verminderte Embryotoxizität der 9,10-hydrierten Derivate korreliert mit der vasokonstriktorischen Stärke der Verbindungen, wodurch die Hypothese gestützt wird, daß die Embryotoxizität des Ergotamins und anderer Derivate durch α-Rezeptorenstimulation und damit durch Hypoxie verursacht wird [112].

Untersuchungen über die mögliche mutagene Wirkung der Secaleabkömmlinge haben sich fast vollständig auf Lysergsäure-diäthylamid (d-LSD) konzentriert. Dihydroergotoxin wurde in vivo bei Versuchstieren untersucht, indem der Knochenmark-Mikronucleus-Test bei Mäusen und Goldhamstern und die Metaphasen-Analyse von Knochenmarkzellen bei Goldhamstern verwendet wurden. Dihydroergotoxin erzeugte dabei keine zytogenetischen Schäden [189]. Negative Befunde ergaben sich auch in einer Studie, in der periphere Lymphozyten bei normalen Freiwilligen untersucht wurden, welche die Substanz in therapeutischen Dosen drei Monate lang eingenommen hatten [293].

Tabelle 14. Dosismenge von Secalederivaten, die bei trächtigen Ratten in 50% der Fälle Fruchttod bewirkt (Angaben in mg/kg/Tag p.o. vom 6.–15. Tag p.c.). Zum Teil unveröffentlichte Befunde der Sandoz Laboratorien [111]

	Ungesättigte Form	9,10-dihydriert
Ergometrin	86,9	–
Ergotamin	27,3	617
Ergostin	11,8	1095
Ergovalin	9,7	21,4
Ergonin	4,5	104
Ergotoxin	–	100*
Ergoalanin	5,1	–
1-Methylergotamin	6889	–
5-Methylergoalanin	10,9	–
2-Bromo-α-ergokryptin	300**	–

* Dihydroergotoxinmesylat
** Administration vom 8.–15. Tag p.c.

Beim Menschen sind Übelkeit und Erbrechen die am häufigsten zu beobachtenden Zeichen einer Überdosierung von Secaleverbindungen [165, 299]. Dagegen wird bei hohen Dosen von hydrierten Peptidderivaten – besonders bei parenteraler Gabe – häufiger eine Nasenschleimhautschwellung beobachtet [152]. Es handelt sich dabei fraglos um den Effekt einer starken α-Blockierung und kennzeichnet die Hauptnebenwirkung bei Anwendung hoher Dihydroergotoxin-Dosen. Ebenso wie bei Versuchstieren kommt es beim Menschen nach Dihydroergotoxin selten zur Vasokonstriktion. Es gibt keinen Anhalt dafür, daß die Verbindung (oder auch andere Secaleabkömmlinge) unerwünschte Nebenwirkungen auf die Schwangerschaft hat, wenn die Substanz in therapeutischen Dosen, von denen keine Uteruskontraktion zu erwarten ist, genommen wird.

Literatur

1. ABEL FL, PIERCE JH, GUNTHEROTH WG: Amer. J. Physiol. 205, 360–364 (1963)
2. AELLIG WH, NÜESCH E: Europ. J. clin. Pharmacol. 15, 106–112 (1974)
3. AHLQUIST RP: Amer. J. Physiol. 153, 586–600 (1948)
4. AIZAWA T, TAZAKI Y, GOTOH F: Wld Neurol. 2, 635–648 (1971)
5. ALVAREZ H, MENDEZ-BAUER C, SICA BLANCO Y: An. Ginecotocol. 2, 67–72 (1954–55)
6. ARRIGO A: Invest. méd. int. 2, Supl. 1, 45–60 (1975)
7. ARRIGO A, BRAUN P, KAUCHTSCHISCHWILI GM, MOGLIA A, TARTARA A: Curr. ther. Res. 15, 417–426 (1973)
8. BALDY-MOULINIER M: Path. et Biol. 16, 759–764 (1968)
9. BALDY-MOULINIER M, DAPRES G, PASSOUANT P: Electroenceph. clin. Neurophysiol. 24, 105 (1969)
10. BALDY-MOULINIER M, PASSOUANT P: C.R. Soc. Biol. (Paris) 161, 2574–2578 (1967)
11. BÁLINT G: Acta physiol. scand. 25, 295–298 (1964)
12. BÁLINT G: Acta physiol. Acad. Sci. hung. 26, 361–368 (1965)
13. BÁLINT G, ANOKBONGGO WW: Acta physiol. Acad. Sci. hung. 33, 95–98 (1968)
14. BANEN DM: J. amer. Geriat. Soc. 20, 1, 22–24 (1972)
15. BARCROFT H. KONZETT H, SWAN HJC: J. Physiol. (Lond.) 112, 273–291 (1951)
16. BARGER G, DALE HH: Biochem. J. 2, 240–299 (1907)
17. BARGHEON J: Nouv. Presse méd. 2, 2053–2055 (1973)
18. BARNARD PJ: Cent. afr. J. Med. 7, 355–360 (1961)
19. BAUMANN DP, JERRAM DC, SEAGER LD: Fed. Proc. 13, 334–335 (1954)
20. BAZO AJ: J. amer. Geriat. Soc. 21, 2, 63–71 (1973)
21. BERDE B: in: Background to Migraine. Cumings JN (Ed.). William Heinemann Medical Books, London 1971 (pp. 66–75).
22. BERDE B: Headache 11, 139–147 (1972)
23. BERDE B, ROTHLIN E: Helv. physiol. pharmacol. Acta 11, 274–282 (1953)
24. BERDE B, SCHILD HO (Eds): Ergot Alkaloids and Related Compounds. Handb. exp. Pharmacol., vol. 49. Springer-Verlag, Berlin/Heidelberg/New York 1978
25. BERDE B, STÜRMER E: in: Ergot Alkaloids and Related Compounds. Handb. exp. Pharmacol., vol. 49. Berde B, Schild

HO (Eds). Springer-Verlag, Berlin/Heidelberg/New York 1978 (pp. 1–28)

26. BIRCHER B, CERLETTI A: Helv. med. Acta, Suppl. XXII, 13–26 (1949)
27. BIRCHER R, SCHALCH WR: Helv. physiol. pharmacol. Acta 6, 813–820 (1948)
28. BLAKELEY AGH, BROWN GL, FERRY CB: J. Physiol. (Lond.) 167, 505–514 (1963)
29. BLUNTSCHLI HJ, EYBAND M, STAUB H: Helv. physiol. pharmacol. Acta 7, 406–409 (1949)
30. BOISMARE F, LEPONCIN M, LEFRANÇOIS J: Gerontology 24 (Suppl. 1), 6–13 (1978)
31. BOISMARE F, LORENZO J: Arzneimittel-Forsch. 25, 410–413 (1975)
32. BOISMARE F, MICHELI L: J. Pharmacol. (Paris) 5, 221–230 (1974)
33. BOISMARE F, STREICHENBERGER G: in: L'Ischémie Cérébrale dans le Territoire Carotidien, Journées Internationales de Circulation Cérébrale, Avril 1972. Géraud J, Lazorthes G, Bès A (Eds). Toulouse 1973 (Suppl., pp. 501–504)
34. BOISMARE F, STREICHENBERGER G: Pharmacology 12, 152–159 (1974)
35. BOISMARE F, STREICHENBERGER G, SCHRUB JC: in: Migraines et Céphalées. Colloque de Lille, 14.11.1970. Editions Sandoz 1970 (pp. 142–148)
36. BOISSIER JR, PAGNY J: Méd. exp. 6, 320–326 (1962)
37. BOISSIER JR, SIMON P, GIUDICELLI JF: Arch. int. Pharmacodyn. 168, 180–187 (1967)
38. BOVÉ FJ: The Story of Ergot. Karger, Basel/New York 1970
39. BOYD H, CHANG V, RAND MJ: Brit. J. Pharmacol. 15, 555–531 (1960)
40. BRAND ED, HARRIS TD, BORISON HL, GOODMAN LS: J. Pharmacol. exp. Ther. 110, 86–92 (1954)
41. BROWN L: Proc. roy. Soc. B 162, 1–19 (1965)
42. BROWN GL, DALE H: Proc. roy. Soc. B 118, 446–477 (1935)
43. BROWN GL, DAVIES BN, FERRY CB: J. Physiol. (Lond.) 159, 365–380 (1961)
44. BRÜGGER J: Helv. physiol. pharmacol. Acta 3, 117–134 (1945)
45. BUCKNELL A, WHITNEY B: Brit. J. Pharmacol. 23, 164–175 (1964)
46. BURDOCK EI, HARDESTY AS, HAKEREM G, ZUBIN J: J. clin. Psychol. 16, 246–247 (1960)
47. BÜRKI HR, ASPER H, RUCH W, ZÜGER PE: Psychopharmacology 57, 227–237 (1978)
48. BURN JH, NG KKF: J. Physiol. (Lond.) 175, 66P (1964)
49. CAHN J, CAMPAN L: Anaesthetist 3, 155–156 (1954–1955)

50. CAHN J, DUBRASQUET M, BODIOU J, MELON JM: Anesth. et Analg. 11, 141–146 (1954)
51. CAHN J, MELON JM, DUBRASQUET M, BODIOU J: Anaesthetist 4, 82–88 (1955)
52. CARRUTHERS-JONES DI, DEPOORTERE H, LOEW DM: Gerontology 24 (Suppl. 1), 23–33 (1978)
53. CERLETTI A, EMMENEGGER H, ENZ A, IWANGOFF P, MEIER-RUGE W, MUSIL J: in: Central Nervous System. Studies on Metabolic Regulation and Function. Genazzani E, Herken H (Eds). Springer, Berlin/Heidelberg/New York 1973 (pp. 201–212)
54. CERLETTI A, FANCHAMPS A: Schweiz. med. Wschr. 85, 141–145 (1955)
55. CERLETTI A, ROTHLIN E: Acta neuroveg. (Wien) 11, 260–274 (1955)
56. CERLETTI A, STREIT M, TAESCHLER M: Arzneimittel-Forsch. 12, 964–968 (1962)
57. CHEYMOL J, QUINQUAUD A: C.R. Soc. Biol. (Paris) 139, 548–549 (1945)
58. CHEYMOL J, QUINQUAUD A: Arch. int. Pharmacodyn. 77, 509–512 (1948)
59. CLARK BJ, CHU D, AELLIG WH: in: Ergot Alkaloids and Related Compounds. Handb. exp. Pharmacol., vol. 49. Berde B, Schild HO (Eds). Springer-Verlag, Berlin/Heidelberg/New York 1978 (pp. 321–420)
60. COTTEN M DE V, MORAN NC, STOPP PE: J. Pharmacol. exp. Ther. 121, 183–190 (1957)
61. CRIPPS H, DEARNALEY DP: J. Physiol. (Lond.) 216, 55P–56P (1971)
62. CRIPPS H, DEARNALEY DP: J. Physiol. (Lond.) 227, 647–664 (1972)
63. DALE HH: J. Physiol. (Lond.) 34, 163–206 (1906)
64. DALE HH, SPIRO K: Naunyn-Schmiedebergs Arch. exp. Path. Pharmak. 95, 337–350 (1922)
65. DAVID NA, GRIFFITH WB, PORTER GA, MISKO J: Curr. Res. Anesth. 35, 468–475 (1956)
66. DE BOER J, VAN DONGEN K: Arch. int. Pharmacodyn. 77, 434–441 (1948)
67. DEL GRECO F, MASSON GMC, CORCORAN AC: Amer. J. Physiol. 187, 509–514 (1956)
68. DELPLA M: Thèse, Toulouse 1963
69. DEPOORTERE H: in: Sleep. Koella WP, Levin P (Eds). Karger, Basel 1973 (pp. 360–364)
70. DEPOORTERE H, LOEW DM, VIGOURET JM: Triangle 14, 73–79 (1975)

71. DEPOORTERE H, MATĚJČEK M: in: Symposium sur la Dysrégulation Vasculaire. Edit. Sandoz Sci. Serv. 1973 (pp. 65–74)
72. DHAWAN BN, GUPTA GP: J. Pharmacol. exp. Ther. 133, 137–139 (1961)
73. DITCH M, KELLY FJ, RESNICK O: J. amer. Geriat. Soc. 19, 208–217 (1971)
74. DURET RL: Acta clin. belg. 6, 85–106 (1951)
75. ECKERT H, KIECHEL JR, ROSENTHALER J, SCHMIDT R, SCHREIER E: in: Ergot Alkaloids and Related Compounds. Berde B, Schild HO (Eds). Springer-Verlag, Berlin/Heidelberg/New York 1978 (pp. 719–803)
76. EINSPRUCH BC: Dis. nerv. Syst. 37, 439–442 (1976)
77. EMMENEGGER H, GYGAX P., MUSIL J, WALLISER C: Int. Res. Comm. System, Pharmacol. II, 7-10-4 (1973)
78. EMMENEGGER H, GYGAX P, WALLISER C: Int. Res. Comm. System, Pharmacol. II, 7-10-2 (1973)
79. EMMENEGGER H, MEIER-RUGE W: Pharmacology (Basel) 1, 65–78 (1968)
80. ENZ A, IWANGOFF P, CHAPPUIS A: Gerontology (Basel) 24, Suppl. 1, 115–125 (1978)
81. Enz A, IWANGOFF P, MARKSTEIN R, WAGNER H: Triangle 14, 90–92 (1975)
82. ERSPAMER V: Ricerca scient. 22, 1568–1577 (1952)
83. ERSPAMER V: Arch. int. Pharmacodyn. 93, 293–316 (1953)
84. EULER US VON, LISHAJKO F: Acta physiol. scand. 68, 257–262 (1966)
85. EULER US VON, LISHAJKO F: Acta physiol. scand. 74, 501–506 (1968)
86. EY H, LE BORGNE YR, GUENNOC A: in: Proceedings of the 4th World Congress of Psychiatry. Lopez Ibor JJ (Ed.). Excerpta Medica Foundation, Amsterdam 1968 (part 3, pp. 2225–2226)
87. FARNEBO LO, HAMBERGER B: Brit. J. Pharmacol. 43, 97–106 (1971)
88. FEGERL H, NARIK G: Geburtsh. u. Frauenheilk. 11, 822–834 (1951)
89. FLOSS HG, CASSADY JM, ROBBERS JE: J. pharm. Sci. 62, 699–715 (1973)
90. FLÜCKIGER E, BALTHASAR HU: Arzneimittel-Forsch. 17, 6–9 (1967)
91. FREGNAN BG, GLÄSSER AH: J. Pharm. Pharmacol. 16, 744–750 (1964)
92. GADDUM JH, HAMEED KA: Brit. J. Pharmacol. 9, 240–248 (1954)
93. GADDUM JH, PAASONEN MK: Brit. J. Pharmacol. 10, 474–483 (1955)

94. GADDUM JH, PICARELLI ZP: Brit. J. Pharmacol. 12, 323–328 (1957)
95. GAITZ CM, VARNER RV: Gerontologist 14 (5/II), 44 (1974)
96. GAITZ CM, VARNER RV, OVERALL JE: Arch. gen. Psychiat. 34, 839–845 (1977)
97. GARRETT WJ, EMBREY MP: J. Obstet. Gynaec. Brit. Emp. 62, 523–529 (1955)
98. GÉRAUD J, BÈS A, RASCOL A, DELPLA M, MARC-VERGNES JP: Rev. neurol. 108, 542–557 (1963)
99. GÉRIN J: Curr. ther. Res. 11, 539–546 (1969)
100. GIBBS FA, GIBBS EL: Trans. amer. neurol. Ass. 70, 154–157 (1950)
101. GILLESPIE JS, KIRKEPAR SM: J. Physiol. (Lond.) 176, 205–227 (1965)
102. GILLESPIE JS, KIRKEPAR SM: J. Physiol. (Lond.) 178, 44P–45P (1965)
103. GILMAN A: Proc. Soc. exp. Biol. 31, 468–470 (1934)
104. GIOVE C, SILVA N: Communication, 10e Congrès International de Neurologie, Barcelona 1973
105. GITHENS TS: J. Pharmacol. exp. Ther. 10, 327–340 (1917)
106. GLAVIANO V, WANG SC: J. Pharmacol. exp. Ther. 114, 358–366 (1955)
107. GOETZ RH: Lancet 1949/I, 510–514
108. GOLDSTEIN M, LEW JY, HATA F, LIEBERMAN A: Gerontology (Basel) 24 (Suppl. 1), 76–85 (1978)
109. GOTTSTEIN U: Therapiewoche 13, 922–928 (1963)
110. GOTTSTEIN U: Acta neurol. scand. 41 (Suppl. 14), 136–141 (1965)
111. GRAUWILER J, SCHÖN H: Teratology 7, 227–235 (1973)
112. GRIFFITH RW, GRAUWILER J, HODEL C, LEIST KH, MATTER B: in: Ergot Alkaloids and Related Compounds. Handb. exp. Pharmacol., vol. 49. Berde B, Schild HO (Eds). Springer-Verlag, Berlin/Heidelberg/New York 1978 (pp. 805–851)
113. GRIFFITH WB, PORTER GA, DAVID NA: Fed. Proc. 14, 346–347 (1955)
114. GRILL P, BROICHER H: Dtsch. med. Wschr. 94, 2429–2435 (1969)
115. GSCHWEND J, KARBOWSKI K: Schweiz. Arch. Neurol. Neuro-chir. Psychiat. 106, 269–281 (1970)
116. GYGAX P, EMMENEGGER H, DIXON R: Int. Res. Comm. System 73-4 11-16-1 (1973)
117. GYGAX P, EMMENEGGER H, DIXON R, PEIER A: in: Pathology of Cerebral Microcirculation. Cervos-Navarro J (Ed.). Walter de Gruyter, Berlin 1974 (pp. 386–394)
118. GYGAX P, EMMENEGGER H, STOSSEK K: Stroke 4, 360–361 (1973)

119. Gygax P, Hunziker O, Schulz U, Schweizer A: Triangle 14, 80–89 (1975)
120. Gygax P, Meier-Ruge W, Schulz U, Enz A: Arzneimittel-Forsch. 26, 1245–1246 (1976)
121. Gygax P, Wiernsperger N, Meier-Ruge W, Baumann T: Gerontology (Basel) 24, Suppl. 1, 14–22 (1978)
122. Hatcher RA, Weiss S: J. Pharmacol. exp. Ther. 22, 139–193 (1923)
123. Hedqvist P: Acta physiol. scand. 87, 42A–43A (1973)
124. Hedqvist P: Acta physiol. scand. 90, 158–165 (1974)
125. Heimdal A, Nordenfelt O: Cardiologia (Basel) 23, 361–372 (1953)
126. Heiss R, Seus R, Fahrenberg J: Arzneimittel-Forsch. 21, 797–800 (1971)
127. Herzfeld U, Christian W, Oswald WD, Ronge J, Wittgen M: Med. Klin. 67, 1118–1125 (1972)
128. Herzfeld U, Christian W, Ronge J, Wittgen M: Ärztl. Forsch. 26, 215–228 (1972)
129. Heyck A: Ärztl. Forsch. 15, 243–251 (1961)
130. Heyman A, Patterson Jr. JL, Duke TW, Battey LL: New Engl. J. Med. 249, 223–229 (1953)
131. Hollingsworth SW: Data on file at Sandoz, Inc., USA (1976)
132. Hunziker O, Emmenegger H, Frey H, Schulz U, Meier-Ruge W: Acta neuropath. (Wien) 29, 57–63 (1974)
133. Hunziker O, Emmenegger H, Meier-Ruge W, Schulz U: Int. Res. Comm. System, Pharmacology II, 1481 (1974)
134. Ingvar DH, Lassen NA: Triangle 9, 234–243 (1970)
135. Ingvar DH, Obrist W, Chivian E, Cronqvist S, Risberg J, Gustafson L, Hägerdal M, Wittbom-Cigéen G: Scand. J. clin. Lab. Invest. 22, Suppl. 102, XII, B (1968)
136. Ingvar DH, Risberg J: Exp. Brain Res. 3, 195–211 (1967)
137. Issekutz B, Gyermek L: Arch. int. Pharmacodyn. 78, 174–196 (1949)
138. Iwangoff P, Chappuis A, Enz A: Int. Res. Comm. System, Med. Sci. 3-10-9 (1973)
139. Iwangoff P, Chappuis A, Enz A: Int. Res. Comm. System, Med. Sci. 3-10-20 (1973)
140. Iwangoff P, Chappuis A, Enz A: Int. Res. Comm. System, Med. Sci. 2, 1182–1186 (1974)
141. Iwangoff P, Enz A: Agents and Actions 2, 223–230 (1972)
142. Iwangoff P, Enz A: Experientia (Basel) 29, 1067–1069 (1973)
143. Iwangoff P, Enz A, Chappuis A: Int. Res. Comm. System, Med. Sci. 3, 403 (1975)
144. Iwangoff P, Meier-Ruge W, Schieweck C, Enz A: Pharmacology (Basel) 16, 27–38 (1976)
145. Jäggi UH, Loew DM: Experientia 32, 779 (1976)

146. Jelinek E: Gynaecologia (Basel) 143, 414–425 (1957)
147. Jennings WC: J. amer. Geriat. Soc. 20, 407–412 (1972)
148. Jötten J: Arch. Psychiat. Nervenkr. 187, 153–164 (1951)
149. Justin-Besançon L, Laville C: C.R. Soc. Biol. (Paris) 158, 723–727 (1964)
150. Kalberer F: Internal Report, Sandoz Ltd., Basel 1969
151. Kalberer F: Internal Report, Sandoz Ltd., Basel 1970
152. Kappert A: Helv. med. Acta Ser. A 16, Suppl. 22, 66–67 (1949)
153. Kappert A: Helv. med. Acta, Suppl. 22, 95–126 (1949)
154. Karlsberg P, Adams JE, Elliott HW: Surg. Forum 13, 425–427 (1962)
155. Karlsberg P, Elliott HW, Adams JE: Neurology (Minneap.) 13, 772–778 (1963)
156. Kirkepar SM, Puig M: Brit. J. Pharmacol. 43, 359–369 (1971)
157. Knapp FM, Hyman C, Bercel NA: Yale J. Biol. Med. 28, 363–371 (1955/56)
158. Krause D: Naunyn-Schmiedebergs Arch. exp. Path. 222, 212–214 (1954)
159. Kremer H, Narik G: Geburtsh. u. Frauenheilk. 15, 433–443 (1955)
160. Kugler J, Oswald WD, Herzfeld U, Seus R, Pingel J, Welzel D: Dtsch. med. Wschr. 103, 456–462 (1978)
161. Laborit G, Baron C, Laborit H: Agressologie (Paris) 6, 721–737 (1965)
162. Lands AM, Luduena FP, Grant JI, Ananenko E, Tainter ML: J. Pharmacol. exp. Ther. 100, 234–297 (1950)
163. Langer SZ, Enero MA, Adler-Graschinsky E, Dubocovich ML, Celuchi SM: in: Central Action of Drugs in Blood Pressure Regulation. Davies DS, Reid JL (Eds). Pitman Medical Publishing, Kent 1975 (pp. 133–150)
164. Lassen NA, Feinberg I, Lane MH: J. clin. Invest. 39, 491–500 (1960)
165. Lauersen NH, Conrad P: Obstet. Gynec. 44, 428–433 (1974)
166. Lawton MP: Geriatric behavior rating scale. Geriatric Center, Philadelphia 1965 (unpublished)
167. Lawton MP, Brody EM: Gerontologist 9, 179–186 (1969)
168. Linden L: Acta med. scand. 301, Suppl. 151, 1–110 (1955)
169. Linden ME: Scientific exhibit. American Geriatrics Society, 32nd Annual Meeting (1975)
170. Lockett MF, Wadley R: Brit. J. Pharmacol. 37, 595–608 (1969)
171. Loddo P, Spano PF, Trabucchi M: Boll. Chim. Farm. 115, 570–574 (1976)
172. Loew DM, Depoortere H, Bürki HR: Arzneimittel-Forsch. 26, 1080–1083 (1976)

173. LOEW DM, VAN DEUSEN EB, MEIER-RUGE W: in: Ergot Alkaloids and Related Compounds. Handb. exp. Pharmacol. vol. 49. Berde B, Schild HO (Eds). Springer-Verlag, Berlin/Heidelberg/New York 1978 (pp. 421–531)

174. LOEW DM, VIGOURET JM, JATON AL: Postgrad. med. J. 52 (Suppl. 1), 40–46 (1976)

175. LOEW DM, VIGOURET JM, JATON AL: in: Interdisciplinary Topics in Gerontology. Karger, Basel 1979 (in press)

176. LUDWIGS N, SCHNEIDER M: Pflügers Arch. ges. Physiol. 259, 43–55 (1954)

177. MCCALL ML, TAYLOR HW, READ AW: Amer. J. med. Sci. 226, 537–540 (1953)

178. MCCONNACHIE RW: Curr. med. Res. Opin. 1, 463–468 (1973)

179. MCHENRY JR LC: New Engl. J. Med. 274, 82–91 (1966)

180. MCHENRY JR LC, JAFFE ME, KAWAMURA J, GOLDBERG HI: J. neurol. Sci. 13, 475–481 (1971)

181. MAGGS R, TURTON EC: J. ment. Sci. 102, 812–818 (1956)

182. MARKSTEIN R, WAGNER H: FEBS Lett. 55, 275–277 (1975)

183. MARKSTEIN R, WAGNER HR: Gerontology (Basel) 24, Suppl. 1, 94–105 (1978)

184. MARQUES MG, RATO JA: Cardiologia (Basel) 24, 196–206 (1954)

185. MATĚJČEK M, ARRIGO A, KNOR K: Quantitative Analysis of the EEG. MATĚJČEK M, SCHENK GK (Eds). AEG-Telefunken, Constance 1976 (pp. 127–147)

186. MATĚJČEK M, DEVOS JE: in: Quantitative Analytic Studies in Epilepsy. Kellaway P, Petersén I (Eds). Raven Press, New York 1976 (pp. 183–205)

187. MATĚJČEK M, KNOR K, PIGUET PV, WEIL C: J. amer. Geriat. Soc. 27, 198–202 (1979)

188. MATOUSEK M, VOLAVKA J. ROUBICEK J, ROTH Z: Electroenceph. clin. Neurophysiol. 23, 162–167 (1967)

189. MATTER BE, GRAUWILER J: Mutation Res. 29, 198–199 (1975)

190. MCHEDLISHVILI GI, ORMOTSADZE LG: Pat. Fiziol. éksp. Ter. 5, 79–81 (1974)

191. MEIER-RUGE M, EMMENEGGER H, GYGAX P, IWANGOFF P, WALLISER C, CERLETTI A: in: Altern. Platt D (Ed.). Schattauer Verlag, Stuttgart/New York 1974 (pp. 153–167)

192. MEIER-RUGE W, EMMENEGGER H, TOBLER HJ, CERLETTI A: Fed. Proc. 32, 728, Abstract 2904 (1973)

193. MEIER-RUGE W, ENZ A, GYGAX P, HUNZIKER O, IWANGOFF P, REICHLMEIER K: in: Genesis and Treatment of Psychologic Disorders in the Elderly. Gershon S, Raskin A (Eds). Raven Press, New York 1975 (pp. 55–126)

194. MEIER-RUGE W, GYGAX P, IWANGOFF P, SCHIEWECK C, WOLFF JR: in: Pathology of Cerebral Microcirculation. Cervos-Navarro J (Ed.). Walter de Gruyter, Berlin 1974 (pp. 235–243)
195. MEIER-RUGE W, IWANGOFF P: Postgrad. med. J. 52, 47–54 (1976)
196. MEIER-RUGE W, SCHIEWECK C, IWANGOFF P: Int. Res. Comm. System, Med. Sci. 73–4, 7-10-3 (1973)
197. MELLANDER S, NORDENFELT I: Clin. Sci. 39, 183–201 (1970)
198. MESZAROS J, NIMMERFALL F, ROSENTHALER J, WEBER H: Europ. J. Pharmacol. 32, 233–242 (1975)
199. MEYER JS, GOTCH F, AKIYAMA M, YOSHITAKE S: Circulation 36, 197–211 (1967)
200. MEYER JS, SAWADO T, KITAMURA A, TOYODA M: Circulation 37, 1036–1048 (1968)
201. MILLER LC, TAINTER ML: Proc. Soc. exp. Biol. (N.Y.) 57, 261–264 (1944)
202. MOIR JC: Amer. J. Obstet. Gynec. 2, 291–296 (1974)
203. MONGEAU B: Europ. J. clin. Pharmacol. 7, 169–175 (1974)
204. MÜLLER-SCHWEINITZER E, ENGEL B: 7th Int. Congress of Pharmacology, Paris 1978, Abstract 2428
205. MÜLLER-SCHWEINITZER E, WEIDMANN H: in: Ergot Alkaloids and Related Compounds. Handb. exp. Pharmacol., vol. 49. Berde B, Schild HO (Eds). Springer-Verlag, Berlin/Heidelberg/New York 1978 (pp. 87–232)
206. MUNDY-CASTLE AC, HURST LA, BEERSTECHER DM, PRINSLOO T: Electroenceph. clin. Neurophysiol. 6, 245–252 (1954)
207. NAKANISHI H, TAKEDA H: Jap. J. Pharmacol. 23, 479–490 (1973)
208. NAKANISHI H, TAKEDA H: Jap. J. Pharmacol. 23 (Suppl.), 19 (1973)
209. NELSON JJ: Geriatrics 30, 133–142 (1975)
210. NICKERSON M: Pharmacol. Rev. 1, 27–101 (1949)
211. NIMMERFALL F, ROSENTHALER J: J. Pharmacokinet. Biopharm. 4, 57–66 (1976)
212. OBRIST WD, BISSELL LF: J. Geront. 10, 315–330 (1955)
213. OBRIST WD, BUSSE EW: in: Applications of Electroencephalography in Psychiatry. Wilson WP (Ed.). Duke Univ. Press, Durham 1965 (pp. 185–205)
214. OBRIST WD, BUSSE EW, EISDORFER C, KLEEMEIER RW: J. Geront. 17, 197–206 (1962)
215. OBRIST WD, CHIVIAN E, CRONQVIST S, INGVAR DH: Neurology 20, 315–322 (1970)
216. OBRIST WD, SOKOLOFF L, LASSEN NA, LANE MH, BUTLER RN, FEINBERG I: Electroenceph. clin. Neurophysiol. 15, 610–619 (1963)
217. ORTH OS, CAPPS RA, SUCKLE HM: Fed. Proc. 6, 361 (1947)

218. ORTH OS, RITSCHIE Ḡ: J. Pharmacol. exp. Therap. 90, 166–173 (1947)
219. OSSWALD W, GUIMARÃES S, GARRETT J: J. Pharmacol. exp. Ther. 174, 315–322 (1970)
220. OWEN DAA, STÜRMER E: Brit. J. Pharmacol. 42, 655P–656P (1971)
221. OWEN DAA, STÜRMER E: Naunyn-Schmiedebergs Arch. exp. Path. 272, 395–401 (1972)
222. PACHA W, SALZMANN R: Brit. J. Pharmacol. 38, 439P–440P (1970)
223. PAPP RH, HAWKINS HB, SHARE NN, WANG SC: J. Pharmacol. exp. Ther. 154, 333–338 (1966)
224. PATERSON G: J. Pharm. Pharmacol. 17, 341–349 (1965)
225. PAUX G, BOISMARE F, DELAUNAY P: Nouv. Presse méd. 4, 2529 (1975)
226. PERRAULT G, LIUTKUS M, BOULU R, ROSSIGNOL P: J. Pharmacol. (Paris) 7, 27–38 (1976)
227. PICHLER E, LAZARINI W, FILIPPI R: Naunyn-Schmiedebergs Arch. Pharmacol. 219, 420–439 (1953)
228. PLUTCHIK R, CONTE H, BAKUR M, GROSSMAN J, LEHMAN N: J. amer. Geriat. Soc. 18, 491–500 (1970)
229. POLITOFF A, MACRI F: Int. J. Neuropharmacol. 5, 155–162 (1966)
230. PORTALEONE P: Pharmacology 16 (Suppl. 1), 207–209 (1978)
231. POURRIAS B, RAYNAUD G: Thérapie 27, 849–860 (1972)
232. RAND MJ, McCULLOCH MW, STORY DF: in: Central Action of Drugs in Blood Pressure Regulation. Davies DS, Reid JL (Eds). Pitman Medical Publishing, Kent 1975 (pp. 94–132)
233. RAO DB: Data on file, Sandoz Inc., USA (1973)
234. RAO DB, NORRIS JR: Johns Hopkins med. J. 130, 317–324 (1972)
235. REHMAN SA: Curr. med. Res. Opin. 1, 456–462 (1973)
236. REICHLMEIER K, IWANGOFF P: Experientia (Basel) 30, 691 (1974)
237. REYNOLDS SRM, HARRIS JS, KAISER IH: in: Clinical Measurements of Uterine Forces in Pregnancy and Labor. Thomas, Springfield Ill. 1954 (p. 221)
238. ROBERTS JE, MASSOPUST LL, BUCHANAN AR: J. Pharmacol. exp. Ther. 100, 51–58 (1950)
239. RODRIGUEZ JM: Data on file, Sandoz Inc., USA (1973)
240. ROSEN HJ: J. amer. Geriat. Soc. 23, 169–174 (1975)
241. ROSSIGNOL P, BOULU R, RIBART M, PAULTRE C, BACHE S, TRUELLE B: C.R. Acad. Sci. (Paris) Série D 274, 3027–3029 (1972)
242. ROTHLIN E: Helv. physiol. pharmacol. Acta 2, C48–C49 (1944)
243. ROTHLIN E: Bull. schweiz. Akad. med. Wiss. 2, 249–273 (1946)

244. ROTHLIN E: Schweiz. med. Wschr. 76, 1254–1259 (1946)
245. ROTHLIN E: Bull. schweiz. Akad. med. Wiss. 2, 249–273 (1946/1947)
246. ROTHLIN E: Schweiz. med. Wschr. 77, 1161–1163 (1947)
247. ROTHLIN E: in: Actualités Pharmacologiques 6E Série. Hazard R (Ed.). Masson & Cie, Paris 1953 (pp. 197–219)
248. ROTHLIN E, BERDE B: Helv. physiol. pharmacol. Acta 12, 191–205 (1954)
249. ROTHLIN E, BERDE B, FERNANDEZ E: Helv. physiol. pharmacol. Acta 9, C76–C77 (1951)
250. ROTHLIN E, BRÜGGER J: Helv. physiol. pharmacol. Acta 3, C43–C44 (1945)
251. ROTHLIN E, BRÜGGER J: Helv. physiol. pharmacol. Acta 3, 519–535 (1945)
252. ROTHLIN E, CERLETTI A: Verh. dtsch. Ges. Kreisl.-Forsch. 15, 158–185 (1949)
253. ROTHLIN E, CERLETTI A: Helv. physiol. pharmacol. Acta 10, 319–327 (1952)
254. ROTHLIN E, TAESCHLER M: Helv. physiol. pharmacol. Acta 9, C37–C39 (1951)
255. ROTHMAN S, DRURY DR: Amer. J. Physiol. 188, 371–374 (1957)
256. ROUBICEK J: Invest. Méd. intern. 2, Suppl. 1, 35–44 (1975)
257. ROUBICEK J: Invest. Méd. intern. 2, 61–71 (1975)
258. ROUBICEK J, GEIGER C, ABT K: J. amer. Geriat. Soc. 20, 222–229 (1972)
259. SAAMELI K: in: Ergot Alkaloids and Related Compounds. Handb. exp. Pharmacol., vol. 49. Berde B, Schild HO (Eds). Springer-Verlag, Berlin/Heidelberg/New York 1978 (pp. 233–319)
260. SALZMANN R, PACHA W: Helv. physiol. pharmacol. Acta 26, CR246–CR248 (1968)
261. SCHMITT H, LAUBIE M, FENARD S: J. Pharmacol. (Paris) 2, 131–140 (1971)
262. SCHNEIDER PB: Schweiz. Arch. Neurol. Psychiat. 65, 283–310 (1950)
263. SCHNEIDER M, WIEMERS K: Klin. Wschr. 29, 580–581 (1951)
264. SCHOLTYSIK G: in: Abstracts, Sixth Int. Congress Pharmacol., Helsinki 1975 (Abstract no. 742)
265. SCHORDERET M: Gerontology 24 (Suppl. 1), 86–93 (1978)
266. SEMLER HJ, DAVID NA: J. Pharmacol. exp. Ther. 110, 46 (1954)
267. SHABAAN AH, YOUSSEF AF: Gaz. egypt. Soc. Gynaec. Obstet. 9, 107–132 (1959)
268. SHADER IR, HARMATZ JS, SALZMAN C: J. amer. Geriat. Soc. 22, 107–113 (1974)
269. SHARE NN: Arch. int. Pharmacodyn. 202, 362–373 (1973)

270. SHERIF MAF, EFFAT S, RAZZAK MA: Arch. int. Pharmacodyn. 108, 5–18 (1956)
271. SHORT MJ, BENWAY M: Scientific Exhibit, American Psychiatric Association Meeting, Dallas, May 1–5, 1972
272. SMITH JA, ZALMAN S: Proc. Soc. exp. Biol. (N.Y.) 72, 13–15 (1949)
273. SNOW RH, BRUNS PD, DROSE VE: Amer. J. Obstet. Gynec. 70, 302–307 (1955)
274. SOLMS H: Schweiz. Arch. Neurol. Psychiat. 68, 64–84 (1952)
275. SOMMER AF, BUCHANAN AR: Amer. J. Physiol. 180, 296–300 (1955)
276. SPANO PF, TRABUCCHI M: Gerontology 24 (Suppl. 1), 106–114 (1978)
277. STARKE K: Naunyn-Schmiedebergs Arch. Pharmacol. 274, 18–45 (1972)
278. STARKE K, MONTEL H: Naunyn-Schmiedebergs Arch. Pharmacol. 278, 111–116 (1973)
279. STJÄRNE L, LISHAJKO F: Brit. J. Pharmacol. 27, 398–404 (1966)
280. STJÄRNE L, WENNMALM Å: Acta physiol. scand. 81, 286–288 (1971)
281. STREICHENBERGER G, BOISMARE F, LAURESSERGUE H, LECHAT P: Thérapie 25, 1003–1016 (1970)
282. STRUYKER BOUDIER HAJ, GIELEN W, COOLS AR, VAN ROSSUM JM: Arch. int. Pharmacodyn. 209, 324–331 (1974)
283. STUCKI P: Arch. int. Pharmacodyn. 90, 159–168 (1952)
284. SZEWCZYKOWSKI J, MEYER JS, KONDO A, NOMURA F, TERAURA T: J. neurol. Sci. 10, 25–31 (1970)
285. TADEPALLI AS, MILLS E, SCHANBERG SM: Circul. Res. 39, 724–730 (1976)
286. TAESCHLER M, CERLETTI A, ROTHLIN E: Helv. physiol. pharmacol. Acta 10, 120–137 (1952)
287. THIBAULT A: Curr. med. Res. Opin. 2, 482–487 (1974)
288. TOMLISON BE, BLESSED G, ROTH M: J. neurol. Sci. 7, 331–356 (1968)
289. TOMLISON BE, BLESSED G, ROTH M: J. neurol. Sci. 11, 205–242 (1970)
290. TOMOSKY TK, BENNETT JL, BUEDING E: J. Pharmacol. exp. Ther. 190, 260–271 (1974)
291. TOTHILL A: Brit. J. Pharmacol. 29, 291–301 (1967)
292. TRIBOLETTI F, FERRI H: Curr. ther. Res. 11, 609–620 (1969)
293. TSUCHIMOTO T, STALDER G: Arzneimittel-Forsch. 26, 2101–2103 (1976)
294. ULRICH J, JESSEN B, SIGGAARD-ANDERSEN J: Angiology 24, 657–663 (1973)
295. VENKATASUBBU VS, GOPALA KRISHNAMURTHY LB: Curr. med. Pract. 3, 629–638 (1959)

296. VENN RD: in: Ergot Alkaloids and Related Compounds. Handb. exp. Pharmacol., vol. 49. Berde B, Schild HO (Eds). Springer-Verlag, Berlin/Heidelberg/New York 1978 (pp. 533–566)
297. VIDRIO H, HONG E: J. Pharmacol. exp. Ther. 197, 49–56 (1976)
298. VIGOURET JM, BÜRKI HR, JATON AL, ZÜGER PE, LOEW DM: Pharmacology 16 (Suppl. 1), 156–173 (1978)
299. VON STORCH TJC: J. amer. med. Ass. 111, 293–300 (1938)
300. VUILLON-CACCIUTTOLO G, BALZANO E: J. Pharmacol. (Paris) 3, 31–45 (1972)
301. WALKER RJ, WOODRUFF GN, GLAIZNER B, SEDDEN CB, KERKUT GA: Comp. Biochem. Physiol. 24, 455–469 (1968)
302. WANG SC, GLAVIANO VV: J. Pharmacol. exp. Ther. 111, 329–334 (1954)
303. WELLENS D, WAUTERS E: Arch. int. Pharmacodyn. 171, 246–250 (1968)
304. WENNMALM Å: Acta physiol. scand. 82, 532–538 (1971)
305. WENNMALM Å: Acta physiol. scand., Suppl. 365, 1–36 (1971)
306. WHITE AC: Quart. J. Pharm. Pharmacol. 17, 95–102 (1944)
307. WHITNEY B: J. Pharm. Pharmacol. 17, 465–473 (1965)
308. WIERNSPERGER N, GYGAX P, DANZEISEN M: Arzneimittel-Forsch., 28, 768–770 (1978)
309. WILDER BJ, GONYEA EF: Scientific exhibit. American Medical Association, Annual Convention 1973
310. WILHELM F: Klin. Med. (Wien) 6, 414–421 (1951)
311. WINSLOW IE: Scientific exhibit. American Geriatrics Society, Annual Meeting 1974
312. WINSLOW IE: Scientific exhibit. American Medical Association Meeting, Portland, Oregon, Nov. 30-Dec. 3, 1974
313. WRIGHT AM, MOOREHEAD M, WELSH JH: Brit. J. Pharmacol. 18, 440–450 (1962)
314. YUI T, TAKEO Y: Jap. J. Pharmacol. 7, 157–161 (1958)
315. ZOGLIO MA, MAULDING HV: J. pharm. Sci: 59, 215–219 (1970)
316. ZÜGER PE, VIGOURET JM, LOEW DM: Experientia (Basel), 34, 637–639 (1978)

Sandoz AG 8500 Nürnberg

Hydergin®
Hydergin® forte

SANDOZ

Eine außergewöhnliche Langzeitstudie* dokumentiert:

Hydergin® kompensiert den altersbedingten Rückgang der Hirnaktivität und steigert die zerebrale Leistungsfähigkeit

Schlüsselwörter: 15 Monate Behandlungsdauer
100 Patienten doppelt blind gegen Plazebo
altersbedingte Insuffizienzerscheinungen des Gehirns

objektive Meßmethoden: Psychometrie,
Radiozirkulographie, Elektroenzephalographie

* „Langzeittherapie altersbedingter Insuffizienzerscheinungen des Gehirns. Eine Prospektivstudie mit Hydergin®
J. Kugler, W. D. Oswald, U. Herzfeld,, R. Seus, J. Pingel, D. Welzel
Aus der Psychiatrischen Klinik der Univ. München
(Direktor Prof. Dr. H. Hippius),
der Abt. f. Psychologie der Univ. Stuttgart
(Leitung Prof. Dr. W. D. Oswald)
und der Univ.-Strahlenklinik Heidelberg
(Direktor Prof. Dr. Dr. h. c. J. Becker)
Deutsche Medizinische Wochenschrift 103 (1978) 456."

Hydergin® kompensiert den altersbedingten Rückgang der Hirnleistung

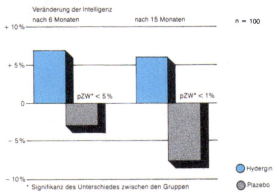

Veränderung der Intelligenz

An 100 Patienten mit altersbedingten zerebralen Insuffizienzerscheinungen (Versuchsdauer 15 Monate) ließ sich mit psychometrischen Methoden zeigen, daß Hydergin (4,5 mg/die) den dementiellen Abbau, wie er sich in der Plazebogruppe vollzieht, kompensiert und teilweise sogar zu einer signifikanten Besserung der Hirnleistung führt.

Hydergin®: stabilisierte zerebrale Blutzirkulation

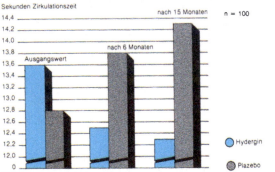

Während sich in der Plazebogruppe eine fortschreitende Verlängerung der zerebralen Zirkulationszeit als Ausdruck einer abnehmenden Hirndurchblutung manifestierte, war unter Hydergin eine Verkürzung und eine sich daran anschließende Stabilisierung der zerebralen Zirkulationszeit zu verzeichnen. Diese Verkürzung zeigt einen verbesserten zerebralen Blutfluß an.

Die reaktivierende Wirkung von Hydergin® im EEG dokumentiert

Prozentuale Unterschiede
in den Leistungsspektren
zwischen Hydergin und Plazebo
(Plazebo: Null-Prozent-Basis)

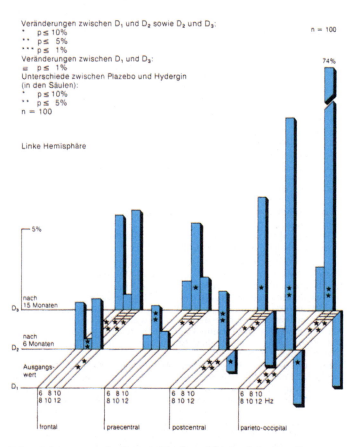

Veränderungen zwischen D_1 und D_2 sowie D_2 und D_3:

```
*    p ≤ 10%
**   p ≤  5%
***  p ≤  1%
```

Veränderungen zwischen D_1 und D_3:

≡ p ≤ 1%

Unterschiede zwischen Plazebo und Hydergin
(in den Säulen):

```
*    p ≤ 10%
**   p ≤  5%
```

n = 100

n = 100

74%

Linke Hemisphäre

5%

nach
D_3 15 Monaten

nach
D_2 6 Monaten

Ausgangs-
wert
D_1

6 8 10	6 8 10	6 8 10	6 8 10
8 10 12	8 10 12	8 10 12	8 10 12 Hz
frontal	praecentral	postcentral	parieto-occipital

Die elektroenzephalographischen Verlaufskontrollen
dokumentieren eine ausgeprägte Leistungszunahme im
8-10 Hz-Spektrum, das der physiologischen Alpha-
Aktivität in dieser Altersgruppe entspricht. Unter
Hydergin zeigte sich ferner eine verminderte Variabilität
im EEG, während sich unter Plazebo eine entgegengerich-
tete Tendenz abzeichnete. (Nach Kugler, J. et al.)

Sandoz AG 8500 Nürnberg

Hydergin®
Hydergin® forte

SANDOZ

○ **Zusammensetzung:** Hydergin enthält in 1 mg 0,33 mg Dihydroergocornin-mesilat · 0,33 mg Dihydroergocristin-mesilat · 0,22 mg Dihydro-α-ergokryptin-mesilat · 0,11 mg Dihydro-ß-ergokryptin-mesilat · 1 ml Tropflösung (= 20 Tropfen) 1 mg · 1 ml Hydergin forte Tropflösung (= 20 Tropfen) 2 mg · 1 Tablette Hydergin forte 2 mg · 1 ml Injektionslösung 0,3 mg

Ⓐ Anwendungsgebiete: Zerebrovaskuläre Insuffizienz, Basisbehandlung vaskulärer Kopfschmerzen, insbesondere bei Patienten mit hypertoner Blutdrucklage, periphere Durchblutungsstörungen, Zervikalsyndrom, Schock (parenterale Anwendung).

Ⓗ Gegenanzeigen: Bisher wurden keine Gegenanzeigen für Hydergin bekannt.

Ⓝ Nebenwirkungen: Hydergin ist ausgezeichnet verträglich. Bei parenteraler Gabe kann es gelegentlich zu einer Blutdrucksenkung kommen. Daher ist nach der Injektion eine Blutdruckkontrolle angezeigt, bevor der Patient die Praxis verläßt.

Weitere Angaben zu Hydergin/Hydergin forte

Ⓓ Dosierung: Orale Verabreichung: Hydergin ist am besten vor dem Essen einzunehmen. Nur bei magenempfindlichen Patienten empfiehlt es sich, Hydergin zu den Mahlzeiten oder nach dem Essen zu verabreichen. Im allgemeinen empfiehlt sich eine konsequente Dauerbehandlung. Je nach Intensität der Beschwerden sollten folgende Dosen verabreicht werden: Hydergin Tropflösung 3mal täglich 20-40 Tropfen · Hydergin forte Tropflösung 2-3mal täglich 20 Tropfen · Hydergin forte Tabletten 2-3mal täglich 1 Tablette ·

Parenterale Verabreichung: In besonders schweren Fällen von zerebrovaskulärer Insuffizienz, peripheren Durchblutungsstörungen und Zervikalsyndrom ist eine zusätzliche parenterale Gabe von 0,3-0,6 mg Hydergin i.m. 1-2mal täglich angezeigt. In dringenden Fällen peripherer Durchblutungsstörungen kann auch auf eine Behandlung mit täglich 0,3-0,6 mg Hydergin i.a. übergegangen werden.

Schock (Kreislaufzentralisation): Voraussetzung für die Therapie mit Hydergin ist die Auffüllung des Kreislaufs mit Blut oder Blutersatz. Bei schweren Schockzuständen werden 0,6-1,5 mg Hydergin intravenös oder als Infusion verabfolgt, evtl. mehrmals wiederholt.

Ⓗ Handelsformen: Originalpackungen Tropflösung 50/100 ml DM 28,50/50,74 · Hydergin forte Tropflösung 30/100 ml DM 33,–/94,72 20/50/100 Hydergin forte Tabletten DM 25,37/46,56/82,89 · 5 Ampullen 1 ml/0,3 mg DM 7,05 · 5 Ampullen 5 ml/1,5 mg DM 25,50 und Anstaltspackungen

Alle Angaben nach dem Stand bei Drucklegung, Februar 1980

Sandoz AG 8500 Nürnberg

Hydergin® forte 2 mg
Hydergin® forte Tropflösung

O Zusammensetzung:

Hydergin enthält in 1 mg

0,33 mg
Dihydroergocornin-mesilat

0,33 mg
Dihydroergocristin-mesilat

0,22 mg
Dihydro-α-ergokryptin-mesilat

0,11 mg
Dihydro-β-ergokryptin-mesilat

1 ml Tropflösung
(= 20 Tropfen) 1 mg.

1 ml Hydergin forte Tropflösung
(= 20 Tropfen) 2 mg.

1 Tablette Hydergin forte 2 mg.

1 ml Injektionslösung 0,3 mg

A Anwendungsgebiete:

Zerebrovaskuläre Insuffizienz, Basisbehandlung vaskulärer Kopfschmerzen, insbesondere bei Patienten mit hypertoner Blutdrucklage, periphere Durchblutungsstörungen, Zervikalsyndrom, Schock (parenterale Anwendung).

■ Gegenanzeigen:

Bisher wurden keine Gegenanzeigen für Hydergin bekannt.

▲ Nebenwirkungen:

Hydergin ist ausgezeichnet verträglich. Bei *parenteraler* Gabe kann es gelegentlich zu einer Blutdrucksenkung kommen. Daher ist nach der Injektion eine Blutdruckkontrolle angezeigt, bevor der Patient die Praxis verläßt.

Weitere Angaben zu Hydergin/Hydergin forte

E Eigenschaften:

Hydergin ökonomisiert den gestörten Hirnstoffwechsel. Neue Energiereserven werden aufgebaut und ein überschießender Energieverbrauch verhindert. Damit werden die Regenerationsprozesse im Gehirn gefördert und in der Folge die Durchblutung gesteigert. Zerebrovaskuläre Insuffizienzerscheinungen, die sich u.a. häufig in Schwindel, Kopfschmerz, Schlafstörungen oder Gedächtnisschwäche äußern, werden somit durch Hydergin günstig beeinflußt. Hydergin entfaltet ferner regulierende Einflüsse auf Kreislauf und Gefäße.

Es eignet sich daher auch für die Therapie vaskulärer Kopfschmerzen und peripherer Durchblutungsstörungen.

■ Dosierung:

Orale Verabreichung:

Hydergin ist am besten vor dem Essen einzunehmen. Nur bei magenempfindlichen Patienten empfiehlt es sich, Hydergin zu den Mahlzeiten oder nach dem Essen zu verabreichen. Im allgemeinen empfiehlt sich eine konsequente Dauerbehandlung. Je nach Intensität der Beschwerden sollten folgende Dosen verabreicht werden:

Hydergin Tropflösung 3mal täglich
20 — 40 Tropfen

Hydergin forte Tropflösung 2 – 3mal täglich
20 Tropfen

Hydergin forte Tabletten 2 – 3mal täglich
1 Tablette

Parenterale Verabreichung:

In besonders schweren Fällen von zerebrovaskulärer Insuffizienz, peripheren Durchblutungsstörungen und Zervikalsyndrom ist eine zusätzliche parenterale Gabe von 0,3 – 0,6 mg Hydergin i.m. 1 – 2mal täglich angezeigt. In dringenden Fällen peripherer Durchblutungsstörungen kann auch auf eine Behandlung mit täglich 0,3 – 0,6 mg Hydergin i.a. übergegangen werden.

Schock (Kreislaufzentralisation): Voraussetzung für die Therapie mit Hydergin ist die Auffüllung des Kreislaufs mit Blut oder Blutersatz. Bei schweren Schockzuständen werden 0,6 – 1,5 mg Hydergin intravenös oder als Infusion verabfolgt, evtl. mehrmals wiederholt.

■ Handelsformen:

Originalpackungen

Tropflösung 50/100 ml DM 28,50/50,74
5 Ampullen 1 ml/0,3 mg DM 6,02
5 Ampullen 5 ml/1,5 mg DM 23,97
und Anstaltspackungen

Hydergin forte Tropflösung
30/100 ml DM 33,– /94,72
20/50/100 Hydergin forte
Tabletten DM 25,37/46,56/82,89

Alle Angaben nach dem Stand bei Drucklegung.
Oktober 1980

16 548   16 590

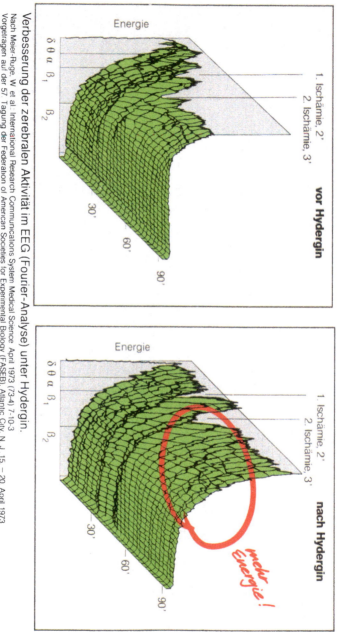

Verbesserung der zerebralen Aktivität im EEG (Fourier-Analyse) unter Hydergin.

Nach Meier-Ruge, W. et al.: International Research Communications System Medical Science April 1973 (73-4) 7-10-3
Vorgetragen auf der 57. Tagung der Federation of American Societies for Experimental Biology (FASEB), Atlantic City, N. J. 15. – 20. April 1973